阴阳平衡

埋线疗法

马广记 著

中国中医药出版社

·北 京·

图书在版编目（CIP）数据

阴阳平衡埋线疗法 / 马广记著 . —北京：中国中
医药出版社，2020.9
ISBN 978-7-5132-6235-4

Ⅰ . ①阴… Ⅱ . ①马… Ⅲ . ①埋线疗法 Ⅳ .
① R244.8

中国版本图书馆 CIP 数据核字（2020）第 090872 号

中国中医药出版社出版
北京经济技术开发区科创十三街 31 号院二区 8 号楼
邮政编码 100176
传真 010-64405750
三河市同力彩印有限公司印刷
各地新华书店经销

开本 710×1000 1/16 印张 11.5 字数 120 千字
2020 年 9 月第 1 版 2020 年 9 月第 1 次印刷
书号 ISBN 978 - 7 - 5132 - 6235 - 4

定价 48.00 元
网址 www.cptcm.com

社 长 热 线 010-64405720
购 书 热 线 010-89535836
维 权 打 假 010-64405753

微信服务号 zgzyycbs
微商城网址 https://kdt.im/LIdUGr
官 方 微 博 http://e.weibo.com/cptcm
天猫旗舰店网址 https://zgzyycbs.tmall.com

如有印装质量问题请与本社出版部联系（010-64405510）

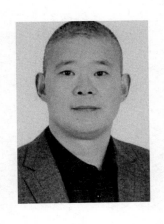

马广记，男，汉族。1970年出生于河南省淮阳县（今河南省周口市淮阳区），毕业于河南医科大学，外科副主任医师。擅长肿瘤外科、普外科疑难手术，研究软组织损伤二十余年。运用中医阴阳平衡理论和西医外科引流技术独创了阴阳平衡埋线疗法，诊治软组织损伤之颈椎病、腰椎病（包括腰椎管狭窄症）、肩周病、膝关节病、风湿性疾病、强直性脊柱炎、股骨头坏死及相关内科疾病，疗效显著，广受患者好评。

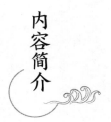

内容简介

　　阴阳平衡埋线疗法为马广记副主任医师运用中医阴阳平衡理论和西医外科引流技术而独创的一种用于治疗软组织损伤性疾病的治疗方法。与传统中医外治法相比，本疗法具有疗效优越、相对安全、副作用少、操作简便、适用人群广泛等特点。

　　本书系统介绍了阴阳平衡埋线疗法的立论过程、操作方法及其应用于临床的思考，并附以具体临床实例及辨析。全书具有一定的原创性，可供临床工作者、研究者及相关爱好者参考阅读。

前言

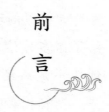

  作为一名医生，无论是从事中医还是西医，都要有一颗恒心，不但要按老话说的"干一行爱一行"，更要使出"洪荒之力"，发愿学习，传承经典，砥砺前行，不断开拓进取。如果我们满足于现状，偏安一隅，不在理论上深钻精研、在临床中精益求精，没有凿壁借光、闻鸡起舞的吃苦精神，想要在医道上踩出自己的脚印，在医术上嵌上自己的指纹，无疑就是南柯黄粱。

  医生是一个神圣的职业，一手托着自己的仁心善念，一手擎着患者的殷切期望。而时代在发展，社会在进步，患者的就医需求也在"水涨船高"。想要救死扶伤，须得在手金刚，没有十年磨剑、铁杵成针的精神，想要剔除沉疴顽疾，绝非易事。

  我的阴阳平衡埋线疗法，是对中西医结合外治法的一种继承和创新。中医的阴阳平衡理论为我指明了软组织损伤的诊治方向，西医的"引流"技术给了我治疗方法的启发。中西合璧，阴阳平衡埋线疗法应运而生。我受益于中医博大精深的理论和治疗技术，加之长期的临床实践，总结了诸多外治方法的长处与不足，才明确了努力的方向。创新不是离经叛道，而是在诸多外治疗法基础之上的升华。没有扎实的中医学、西医学基础和长期的、大量的临床实践总结，就不会有阴阳平衡埋线技术的出现。

阴阳平衡埋线疗法来源于临床实践，希望它的诞生能够帮助（事实上已经是这样）更多"久治无效"的患者重归社会，享受健康的生活。

余不揣浅陋，把自己的阴阳平衡埋线疗法编撰成册，以飨读者。由于软组织损伤性疾病所涉及的知识面广，加之疾病的复杂性以及本人学识的局限性，书中的一些观点难免有偏颇之处。在此，恳请各位前辈、同行以及广大读者不吝赐教，借以不断完善自己。

本人诚挚地欢迎批评、指正和真诚的帮助。所有回函请寄至邮箱：460499112@qq.com。

马广记

2020 年 2 月 20 日

目 录

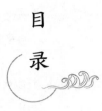

第一章

阴阳平衡埋线疗法的立论过程及操作方法

灯火阑珊映功夫，铁鞋不磨无觅处

——阴阳平衡埋线疗法的由来

　　传统埋线疗法是以传统针灸理论为依据，在留针和埋针基础上发展而来的。此疗法将多种刺激（包括针、线）融为一体，对人体穴位起到长时间良性刺激作用，是一种行之有效的中医外治法，可用于内、外、妇、儿等各科疾患。在这里，我要特别提到温木生教授，1991年他出版了国内埋线治疗史上第一部专著《实用穴位埋线疗法》，之后相继出版了《埋线疗法治百病》《中国埋线疗法大全》，在理论和实践上对埋线疗法作出了突出贡献。

　　小时候我就听说过埋线（那时候老百姓叫"穿线"）治疗胃病，有的疾病确实通过埋线得到了治愈。

　　在我从医之初，母亲患有腰椎间盘突出症，四处求医无效，只能以服用止痛药来缓解症状；我的一位邻居因患坐骨神经痛，年纪轻轻便丧失了劳动能力；临床上每每遇到"腰痛""膝关节痛"患者却屡治无效……当时在我心里，这些疼痛类疾病很神秘，很难治，感觉自己应该走出去学习一下。于是，我参加了一个"全国颈肩腰腿痛会议"，在会上，很多老师一边演讲，一边展示"绝技"。在我眼里，他们的技法新颖、疗效神奇。随后，我又连续报了两个学习班。通过学习，我踌躇满志，感觉自己已经完全掌握了疼痛类疾病的治疗。于是回到临床，我便开始接诊。然而连续几位患者的治疗效果，让我灰头土脸、心寒意冷。是我没掌握所学到的这些疗法的真谛吗？我反复打电话请教老师，后来又多次到老师那里临床实习，却终不得法。愈挫愈勇的我，又通过各种渠道四处学习。为了学习软组织损伤的治疗，我几乎走遍了所有自己能学习的地方，学习了针刺（包括针刺放血、银质针、火针等）、艾灸（包括发疱灸、化脓灸）、推拿、正骨（学习了五位国内有名的正骨高手的技术）。大体算下来，一共学习了三十多种技术。学习每种技术时，我都有相见恨晚的感觉，但回到临床，不知道是自己愚钝不开悟，不得老师们的要领，还是其他什么原因，终感无方可用。

学习多年，也临床多年，一直有一个疑问困扰着我：不同患者表现同一个症状，同样是针刺治疗，治疗部位却大相径庭，到底是什么原因呢？比如同是腰痛，有的患者，在其腰椎棘突两侧针刺，效果好得出奇，而如法炮制，对其他的患者就无寸效。有的患者，治疗其竖脊肌，腰痛立解，而其他患者却无效。有的患者，针骶髂关节，腰痛立愈，而有的患者不仅无效，甚至加重。同样表现为腰痛，为什么治疗的部位却不一样呢？每一位腰痛患者，具体应该治疗哪里才能针到病除呢？我感觉这里面应该有一些必然的规律，但究竟是什么却又弄不明白，这让我心情一度很是郁闷。

为了找到这些疾病的治疗规律，我把学习到的所有方法反复做了比较，把每一种疗法的适应证罗列出来，以期找到答案，但我又失败了。我又在书籍中找答案，包括《黄帝内经》《软组织外科学》《针灸学》《黄元御医学全书》《基础临床按摩疗法》《原始点医学》《肌肉起止点疗法》等。好多章节我都会背了，但回到临床，仍左右为难，处处碰壁。《灵枢·九针十二原》有云："善用针者，取其疾也，犹拔刺也，犹雪污也，犹解结也，犹决闭也。疾虽久，犹可毕也。言不可治者，未得其术也。"那么，这个"术"到底是什么？谁能告诉我？

我在从事软组织损伤治疗工作的早期，曾学习过埋线疗法。经过深入的观察和研究，感觉埋线疗法很有临床价值，但是在实践中也逐渐发现传统埋线疗法存在着一些问题（也可能是自己学识浅陋，不能有效地解决这些问题）。

（一）安全性方面

传统埋线疗法一般在脊柱、夹脊穴等处，要求针至椎间关节处、椎板处、椎间孔处、肌肉深层等，这对医生的解剖技术、手感要求相当高。同时由于埋线位置深，还有伤及神经干、大血管的可能。

（二）埋线的异常情况

传统方法埋线后有时会有一些异常情况发生，比如血肿（多因埋线针伤及较大血管所致）、感染（由于埋线异物的刺激，一般局部可出现红、肿、热、痛等；有的患者还会有治疗部位的红肿、疼痛加剧及高热持续不退等全身反应。这些现象或是正邪交争、邪无出路所致，或是身体虚弱、免疫力低下引起）、肢体感觉和运动异常（可能是伤及血管和神经）等，临床处理起来较为棘手。

这些异常情况大多来自临床医生的反馈，而相关的埋线类书籍中则论述较少。

（三）适应证方面

传统埋线疗法虽说适应于内、外、妇、儿等各科疾患，但对于糖尿病、消化性溃疡、甲状腺功能亢进、过敏体质等患者的治疗过程中有很多禁忌证，我感觉适应范围没有想象中那么大。

（四）疗效方面

传统埋线疗法以经络、腧穴为依据，运用经络之表里、别通、生克关系，辨证施治。具体选穴以循经取穴，以及五输穴、俞募穴、八脉交会穴等为主（我们知道，很多穴位大都在血管旁边、神经密集处、骨缝、筋经结合部，这不仅对医生的解剖技术、手感要求相当高，同时要求医生必须有很深厚的腧穴理论基础，穴位的偏差会影响到疗效。而阴阳平衡埋线疗法更多的是在疾病相对应的软组织处埋线，相对来说操作简便，风险性小）。据笔者二十余年临床总结，传统埋线疗法于我而言，应用于很多疾病的治疗，疗效并不能让自己满意。特别是对软组织损伤引起的诸多不适如疼痛、麻、凉、胀、肿、木、硬，以及相关内科病如头晕、心脏病、胃病、胆囊炎、男科病、女科病等的治疗，疗效均不在自己的掌控之中。

在此强调一下，本人对传统埋线疗法没有丝毫贬低的意思，恰恰可能是本人对传统埋线疗法在理论上研究得不够深入透彻，在实践上没有前辈们技术娴熟，对传统埋线疗法的耐心不足，甚至理论认识上有错误和偏差，在此恭请前辈们多多批评指正。

基于以上的原因，我暂时搁置了传统埋线疗法，又对上述已学过的各种中医外治法的技术进行了深入研究，总结了每一种治疗方法的适应证、优缺点及疗效特点，感觉多数外治法对于大面积软组织损伤以及风湿性关节炎、强直性脊柱炎等陈年痼疾疗效欠佳。曾经很长一段时间，面对这类疑难杂症，我几乎每天都是在无方可用、无计可施的困惑中度过。

我一直在想，能否找到一种适用于全身任何部位软组织损伤，且风险极低、副作用极少、患者也易于接受、疗效也更加确定的治疗方法呢？这种想法看似有些异想天开，但我确实一直在努力地尝试、探索。

我是搞外科临床的，从1997年开始独立施行甲状腺手术、乳腺癌手术、结肠癌手术等。在临床中，为消除死腔、预防感染等，经常要用到引流。对于引流所用的材料及引流的适应证、注意事项等，相关书籍中有详细的论述，但仍有临床难以解决的问题，如乳腺癌手术后皮下积液的问题等。这种术后并发症在乳腺癌手术后常见，处理起来相当棘手。我通过翻阅大量的相关书籍，不断地总结、思考，最终将硅胶管引流改为纱布条引流，从而解决了这一临床难题。之后我就在想：软组织损伤是因"邪"而发病，如果能用一些办法把软组织内的"邪"排出体外（现在看不仅是排邪的问题，尚有更多作用），疾病不就消失了吗？加上之前学习应用的推拿、针刺（包括银质针）、艾灸、放血、发疱等各种治疗方法的启示，我尝试应用半体内半体外的埋线方法，结果疗效惊人。我感觉自己已经找到治疗软组织损伤和一些杂病的办法了！

通过数年的实践、总结，包括对此疗法的适应证、疗程、术后反应、疗效及针线的选择等，我都进行了系统的研究。这种半体内半体外埋线方法的治疗原理可以归纳为三点，即排毒（给邪以出路）、沟通阴阳和生三焦之火，同时它还融汇了中医治病八法中的清、温、消、补、和等扶正祛邪的方法。通俗地解释一下：清，不必说了，引邪（寒邪、浊邪）外出；消，消导瘀结；温，埋线后有些情况下局部会产生温热效应，达到祛寒的目的；补，埋上线填补不足，直到体内逐渐恢复这一块儿的不足（"补"到一定程度，"线体"会自然脱落）；和，"弟弟"（机体一处）有病不吭声躲在阴凉处不干活了（失偿），"哥哥"（机体另一处）没办法，只好不吭不哈替弟弟干活，结果累得腰酸背痛（失代偿），最后"哥俩"闹起矛盾来，那么我们就牵根线，让他俩和好如初，最终达到人体的阴阳平衡，故命名为"阴阳平衡埋线疗法"（关于这些论点下面的章节会做进一步的探讨）。

穿针疗伤引丝线，巧缝阴阳表里间

——阴阳平衡埋线疗法的原理

很多患者的疼痛及一些内伤杂病，经中医的汤药、针灸、刺血、拔罐、刮痧、埋针、传统埋线等方法治疗无效后，应用阴阳平衡埋线疗法却能起到意想不到的疗效，它的作用绝不仅仅是简单的"引邪外出"。这里面有着怎样的"大层面"和多角度的作用，值得深入研究和探讨。

（一）作用原理之一 —— 排毒

我在临床中采用的是柔软、疏松、有透气性的线体，而不是传统的羊肠线。因为传统羊肠线没有很好的引流作用，容易出现血肿甚至引起感染。我们知道，血肿是感染的一个重要病理基础，这是外科常识，而阴阳平衡埋线疗法就不容易出现血肿，即使针刺部位有瘀血，线体也会将其引流出来。所以，阴阳平衡埋线疗法一般不会出现血肿性感染（个别患者埋线处会出现小红疙瘩、浊液流出及体温略微升高的情况，一般温开水清洗、碘伏消毒，几天后就会好转。如果患者有所顾忌，可以很方便地取出埋线，症状马上就会消失，一般不建议口服消炎药）。本疗法利用线体之柔软、疏松的特性，可以很好地将人体内的"邪"排出体外。阴阳平衡埋线疗法用的是国械注准 PGLA 可吸收性外科缝线。这是一种新型生物材料，在体内水解酶的作用下，最终分解为二氧化碳和水，不仅松软性、通透性、导线性好，而且具有较高的拉伸强度，同时具有良好的生物相容性和生物可降解性。它不含动物蛋白，所以人体的排异反应微乎其微。

在中医五行理论中，自然界的所有物质都可以用五行来分类，而这种线体五行属木应该没有问题，而且它特有的松软性、通透性、导线性该归属巽木，巽木最能生火。火属阳，人体之阳最能祛阴邪。

临床每每见到经过此埋线疗法治疗以后，埋线针孔处会流出黑色的瘀血或黄色的液体，患者的肿胀、疼痛也会日渐好转，甚至即刻缓解，实在令人难以置信。

《素问·调经论》曰："视其血络，刺出其血，无令恶血得入于经，以成其疾。"我们说，人体的很多疾病都是由于体内气滞血瘀所引起的。

《素问·血气形志》有云："今知手足阴阳所苦，凡治病必先去其血，乃去其所苦，伺之所欲，然后泻有余，补不足。"

中医名家孙六合教授说过：久病必瘀，怪病必瘀，重病必瘀。治病先祛"瘀"，恶血邪气尽出，立起沉疴痼疾。意思是说，只要排出了体内的瘀血邪气，很多陈年痼疾都是可以治好的。可见，刺血对人体有些疾病的治疗作用是很大的。

我所创立的阴阳平衡埋线疗法是对刺血疗法的延伸和升华，拓展了这类外治法的作用范围，同时也在传统埋线技术的埋线方法上进行了变革（后面会说到这一点）。因为传统刺血方法，放血仅有几分钟时间，体内瘀堵之邪气、瘀血不能完全排出体外。而阴阳平衡埋线的治疗效应一般可以维持50天左右（线体脱落后，待50天左右视情况看是否需要继续埋线治疗），可将体内的邪气、瘀血更加彻底地排出来，从而达到治疗疾病之目的。传统刺血疗法虽有效，但作用相对单一，疗效有时不彻底，而阴阳平衡埋线疗效相对更佳，作用更广泛、持久。

阴阳平衡埋线治疗结束后，会持续发挥其祛除邪气、瘀血之功用。《灵枢·终始》说："久病者，邪气入深。刺此病者，深内而久留之，间日而复刺之，必先调其左右，去其血脉，刺道毕矣。"可以说埋线具有针刺久留的作用，又不必"间日而复刺之"。

大家都知道，旧血不去，新血不生。邪气不消，正气不复。阴寒不散，疼痛不歇。阴阳不和，百病迭出。阴阳平衡埋线疗法排出了体内瘀血邪气，改善了组织的血液循环，调动了人体的防御功能，激发了体内的防御机制，从而使人体阴阳和、经络通、气血旺、脏腑安。

（二）作用原理之二 —— 沟通阴阳

中医学认为，阴阳是事物的根本属性。人体有"大阴阳"，也有"小阴阳"，阴阳于人体的前后左右、上下表里、整体和局部无处不在。阴阳平衡埋线疗法用的线不同于传统的羊肠线，它具有通透性、吸附性、传导性、引流性等特点，具备了沟通局部阴阳的物质条件。而局部阴阳的沟通，对于整体的阴阳平衡也就具有很大作用。比如城市里好几条街道交通瘫痪，交警通过察看视频，发现主要是某个地段发生事故引起拥堵，把那个地方交通疏导一下，那么这几条街道的交通就都恢复了。再从医圣张仲景的理论来看，人体的疾病有三阴三阳六个层面，一般认为，少阳属半表半里，为"枢"。而半表半里，我们认为也是无处不在，有大层面的半表半里，也有小层面的半表半里。这里先不说脏腑的表里。于皮肤和肌肉而言，皮肤是表，肌肉是里，它们之间有半表半里的"枢"。于肌肉和骨骼而言，肌肉是表，顾护骨骼，骨骼是里，它们之间也有半表半里的"枢"。对于皮肤肌肉和体表外面来说，皮肤肌肉是里，体表外自然是表。阴阳平衡埋线疗法一半的线体在体外，一半的线体留在体内，也就有了沟通里外的"枢机"的作用。

另外，张仲景的《伤寒杂病论》相关理论也表明，万病在表不是坏事，万病出表也不是坏事。疼痛以表证为多（我们知道很多痛症为"不死的癌症"，特别难治，穷尽中西医各种疗法都无济于事），有诸内必形诸外，对人体来说这往往是正邪交争驱邪于表的一种现象。从临床上看，很多疼痛几年甚至几十年的患者，反复检查并不是癌症，而有些人平时不疼不痒，一检查或者一出现疼痛等不适，一查就是癌症，这就是病在里时间太久了，人体没有驱邪于表。所以，体表出现疼痛、积液、瘀血、疹子、疮疡、软组织受伤等，不见得是坏事，如果它们都在里不在表，邪气在里面住久了往往就会变成"大病"、绝症。阴阳平衡埋线疗法是帮助人体加一把力引邪外出，不让表邪再入里变成不治之症，同时沟通局部阴阳，促使大层面的阴阳保持平衡，其作用不可小觑！

再从《伤寒杂病论》的相关理论来说，太阳主一身之表，统一身之阳（注:《伤寒杂病论》的太阳、阳明、少阳、太阴、厥阴、少阴与针灸的十二正经是有区别的）。少阴在表的部分是表阴（这是伤寒大家胡希恕胡老的观点），很多表证的疼痛都是少阴证，需要用到附子、细辛来"温阳"。这也恰恰说明阴阳平衡埋线疗法虽然"埋"在体表，但是对人体由表及里具有温阳散寒的作用（而又没有附子、细辛的副作用）。

阴阳平衡埋线疗法最突出的创新之处在于：线体一半在体内一半在体外（传统埋线疗法使用的线体经过不断改进，现在也采用新型材料，但是与阴阳平衡埋线疗法在方法、位置、角度、深度、作用等方面有较大区别，在治疗立论上也有较大区别）。按照中医阴阳理论（《素问·金匮真言论》说：夫言人之阴阳，则外为阳，内为阴），我们可以认为，体内属阴，体外属阳，阴出阳，阳入阴，单单这种埋线方法就有了阴阳属性，再加上排毒、消导瘀结、温化寒凝、调和阴阳，就成了名副其实的阴阳平衡埋线疗法。

（三）作用原理之三 —— 生三焦之火

何为"生三焦之火"？其理如下。

《难经·三十一难》说："三焦者，水谷之道路，气之所终始也。"

《中藏经·论三焦虚实寒热生死逆顺脉证之法》说："三焦总领五脏六腑、营卫、经络、内外、左右、上下之气也。三焦通，则内外、上下、左右皆通也。其于周身灌体、和内调外、营左养右、导上宣下，莫大于此也。"

五行学说认为，组成自然界的五种物质是木、火、土、金、水，木能生火，能沟通阴阳。阴阳平衡埋线疗法用的是柔软、疏松、透气的线，五行属木，属巽木。巽木正具有"生火以通阴阳"之功用。

三焦之形属，历来有各种说法。《灵枢·营卫生会》篇指出：上焦如雾，中焦如沤，下焦如渎。明代张景岳在《类经·卷三·藏象类》中说：唯三焦者，虽为水渎之府，而实总护诸阳，亦称相火，是又水中之火府。清代王清任认为"网油即是三焦"。清代唐容川的《血证论》认为，三焦即人身上下内外相连之油膜也。命门相火布于三焦，火化而上行为气，火衰则元气虚，火逆则元气损。清代陈士铎在《外经微言》中指出，三焦之火附于脏腑，脏腑旺而三焦旺，脏腑衰而三焦衰，故助三焦，在于助各脏腑也。

无论三焦之形属如何，三焦的"焦"字从字形字意上说都有"热"的含义。这种热来源于命门之火，这一点应该没有太大争议。阴阳平衡埋线疗法通过外治法确有温（局部有红热、温热感）、清（引流出浊液和瘀血）、消（消导瘀结）、补（埋线于虚弱、虚寒之处和病变之处，直至线体自然脱落）、和（穿针引线，沟通失偿和失代偿之病变）等中医治病之八法之效果。阴阳平衡埋线疗法，可使患者身体三焦通达，气旺血行。临床来看，体质偏寒、脾胃虚弱的患者都会有身体变暖、胃口变好的感觉。

三焦是一个大系统，它究竟是什么，历来有很多观点，但是三焦有"火"或者说助"火"这一点是多数中医人的共识。

另外，三焦经与其他经络之间不是孤立的，经络与经络之间纵横交错互通互联，而阴阳平衡埋线疗法，使用的是长条柔软疏松的"线"状物质。中医的取类比象是《黄帝内经》中反复阐述的观点。如果说三焦具有"网络性质、枢机性质",那么这样松软通透的线体埋进体内,就是要去"亲和"与三焦相连相通的脉络(腧穴理论及现代全息理论均认为,人体的经脉、络脉四通八达,无处不在),从而达到"制其神,令其易行""通其经脉,调其气血"。综上不难看出,阴阳平衡埋线疗法能生三焦之火,在理论上是站得住脚的。

这一"理"，风险颇低疗效快；
这一"理"，各类患者四方来

——阴阳平衡埋线疗法的特点

阴阳平衡埋线疗法与传统中医外治法相比，具有疗效优越、相对安全、副作用少、操作简便、适用人群广泛的特点。

（一）风险低

医生是治病救人的，但从事这个职业真的是如临深渊、如履薄冰。既要治好病，又要保证安全。而我创立的阴阳平衡埋线技术，正是满足了这一基本要求，它能使广大从事外治法的医务工作者安全行医（熟练掌握技术、严格按照程序规范操作后可以做到风险极低）。因此，我想把自己二十多年临床经验的结晶，通过这本书奉献给大家。

（二）副作用少

阴阳平衡埋线技术不使用任何药物，其作用原理即排毒、沟通阴阳、生三焦之火，达到阴阳平衡。很多患者接受治疗后，肿痛、积液、二便不通、心内不适、头晕、失眠等不适均很快消失，且副作用很少，患者普遍感觉舒服、轻松。

（三）疗效递增

阴阳平衡埋线疗法作用于人体，便会持续地发挥排毒、沟通阴阳、生三焦之火之功用。我们在临床中发现，接受阴阳平衡埋线治疗后，普遍的情况是疗效呈递增之势，直至痊愈（压痛之筋结、条索或大面积僵硬之组织恢复正常）。这也是阴阳平衡埋线为什么能治陈年痼疾、大面积软组织损伤、内伤杂病、体弱羸瘦的原因。

我的患者多来自于全国各地，都是口口相传，很多来诊时病情都是相当严重的。疾病也多种多样，如腰椎管狭窄症、脊髓型颈椎病、硬皮病、风湿性关节炎、类风湿关节炎、强直性脊柱炎（活动期）、股骨头坏死、产后受凉、带状疱疹后神经痛等。这一类跟软组织损伤相关联的疾病，患者几乎都是跑遍各地百治无效，以至于有些个人和家庭几乎都陷于绝望的境地。因此，从某种意义上说，阴阳平衡埋线疗法治愈了一个这样的患者，就差不多等于解脱了一个家庭。

（四）适用于全身各部位软组织损伤

写至此，我要对软组织外科学的奠基人——宣蛰人教授表达仰慕之意。宣蛰人教授毕其一生，通过大量的病例——压痛点强刺激推拿的患者、密集型银质针针刺的患者、定型的椎管（内）外软组织松解术的患者，临床实践总结，解决了医学上很多的难题。他卓越的学术成就和实事求是的高尚人格，已载入史册。我在临床中运用他提出的压痛点强刺激推拿、密集型银质针针刺技术（没做过定型的椎管内外软组织松解术，这是我一直以来的遗憾），确实治愈了很多软组织损伤的患者，如颈椎病、腰椎病等。

但是，我在临床中也发现，有很多以软组织损伤为诱因的疾病，用这类方法效果不甚理想（也许是我学艺不精）：如以条索为表现的软组织损伤患者（实际上，条索就是软组织损伤的主要表现形式之一）；全身无处不痛的患者；高龄、体质羸弱的患者等。

我清楚地记得有一例肩痛患者，被诊断为三角肌前束损伤（有三个粗大条索，压痛明显），用银质针治疗了两次，每次三十多针（第二次用的硬膜外麻醉），一点疗效也没有，压痛的筋结、条索依旧存在。

还有一例老年女性患者，被诊断为臀大肌损伤（臀大肌僵硬无比，无压痛）。给予银质针、粗火针、放血治疗了很多次，无一丝一毫效果。

这些让我茶饭不思。

后来，这两例患者经阴阳平衡埋线治疗，皆 1 ～ 2 次而愈。

长期的思考、总结、探索、渐修顿悟，我才得以创立阴阳平衡埋线技术。

现在用此技术治疗颞肌、咬肌、斜角肌、三角肌、腹直肌、臀大肌、比目鱼肌、趾短伸肌等处的条索，简单、安全而高效，且痛苦小、风险低、疗效稳定。

当然，这也要感谢我的患者，他们的信任和配合给了我创新的力量，从某种意义上说他们也是我的衣食父母。

（五）适用人群广泛

由于埋线治疗进针深度在 1cm 左右，且针体较细（多用 5 号针），所以对高龄、体质差、耐受力差及伴有潜在内科病的患者，在严格遵守操作规程的基础上，也可安全施治，大大拓展了适宜人群。

登泰山攀珠峰方知众山小，
拜名师学经典才是走大道
——阴阳平衡埋线疗法得益于继承、开悟、创新

在软组织损伤性疾病的诊断和治疗上，给我启发最大的当属张钊汉老师、张文兵老师和宣蛰人老师了。其中张钊汉老师、张文兵老师的诊断思路新颖，宣蛰人老师的治法独特，用之于临床确有佳效，他们书中的内容无疑是来自于临床，来自于实践。

张钊汉老师的"原始点疗法"，重视脊柱的治疗，无论前胸、腹部及四肢，都会从脊柱上找到答案。在我从事软组织损伤性疾病研究的最初几年里，"原始点疗法"对我的影响很大。我买了张老师的光盘，一有闲暇时间就看，就揣摩，每天在临床上实践，确实能解决不少问题。

张钊汉老师从自己爱人身上入手，发现了人体疼痛"原始点"。人体任何病痛，在他处都有一个固定的起源点，只要在起源点适当处理，疼痛就会消失。他历经5年之久，通过很多案例反复验证归纳，整理出了人体"一条脊椎与七处原始点"。全身各种疑难杂症均可在此找到治疗答案。

随着临床经验的积累，我逐渐发现"原始点疗法"在诊断上

有尚待完善之处。

张钊汉老师说，全身疾病的病因都在"一条脊椎与七处原始点"上。据我多年临床发现，全身任一部位均可为"原始点"。实践已证明了这一点。例如比目鱼肌损伤引起的脚跟痛、膝关节痛、腰痛、颈硬、头晕；臀大肌损伤引起的下肢痛、膝关节痛、腰痛、腹痛、颈痛、头晕；腹直肌损伤引起的腰硬、腰痛、下肢痛、膝关节痛、颈痛、头晕；胸骨肋软骨处软组织损伤引起的"心脏病"；斜角肌损伤引起的头痛、头晕、手麻、呼吸困难、心慌心悸等。也就是说全身任一部位软组织损伤均可引起他处病症，而不仅仅限于"一条脊椎与七处原始点"。

阴阳平衡理论认为，阴中有阳，阳中有阴，阴阳是相对的，是可以转化的。换句话说，全身任一部位都可以为阴或为阳，只是依条件不同而已。如依前后而言，背为阳，腹为阴；依整体而言，四肢为阳，躯干为阴；依脏腑而言，腑为阳，脏为阴。就腹部而言，又可以分出阴阳。万物其大无外，其小无内。阴阳之中又能分出阴阳，永无穷尽。

因此，我认为，在软组织损伤性疾病的诊断上，没有固定的"原始点"，全身处处都可以成为"原始点"。

张钊汉老师强调人体根本不存在热性体质（老师的个人观点）。所以在处理上不但不可冰敷及服用寒凉性药食，还须在按推原始痛点后温敷及服用温热性药食。这些见解有着一定的临床意义，但我认为，认识有必要再提升。也就是说，应当从阴阳平衡的角度去认识疾病本质。因为这关系到具体的诊断和治疗方法。

阴阳平衡理论认为，软组织损伤性疾病大多属阳虚阴盛之阴病，阴病当治阳。对于简单的寒性病症，按、推、热敷及服用温热类药食是可以的。但对于全身广泛软组织损伤（包括前胸、腹部）、体质很差的患者，以及寒热错杂的病症，单纯温阳就显得作用单薄了。

张文兵老师的《肌肉起止点疗法——反阿是穴》一书，我读了不知有多少遍了，记了大量的笔记和心得体会。书中的思路正是我当初梦寐以求的，用之于临床，每获佳效，让我兴奋不已。

张文兵老师认为，"阿是穴"与"反阿是穴"在同一块肌肉上。我用之于临床，部分病例确是如此。

但结合临床，仍有一些问题需要厘清。

用"穴"来解释软组织损伤实嫌局限。查一下词典便知"穴"的本意是"洞""空隙"之意。事实上，软组织损伤鲜有一块肌肉损伤者，多是两块肌肉或肌肉群的损伤，甚至是下（上）半身软组织损伤而引起上（下）半身出现症状，或左半身肌群损伤引起右侧出现诸多症状。这提示我们：认识软组织损伤必须从全身入手，不能只盯着局部。

据我临床观察，"阿是穴"与"反阿是穴"，也就是我说的"标"与"本"在同一块肌肉上的情况仅占极少数。绝大多数的"阿是穴"与"反阿是穴"，"标"与"本"不在同一块肌肉上，他们往往相隔甚远。有的"阿是穴"——"标"在头颈，而"反阿是穴"——"本"却在脚，脚扭伤引起的头晕、颈硬便是如此。有的"阿是穴"——"标"在腰，而"反阿是穴"——"本"在腹，如腹部损伤引起的腰痛便是。有的"阿是穴"——"标"在左，而"反阿是穴"——"本"在右，如右臀大肌损伤，引起左下肢痛麻便是。凡此种种，不一而足。

宣蛰人教授撰写的《软组织外科学》是一部鸿篇巨著，有诊断，有治疗，有随访，有分析，内容丰富多彩，病例翔实，图文并茂，实事求是。我不仅深深地敬佩宣蛰人教授对学术的执着献身精神，更敬佩他实事求是的态度。他在书中坦言：软组织外科学还处于幼年阶段，正在发育成长过程中。因此，它必然有许多不成熟、不完善，甚至是错误的东西，应该说这也正是它的生命力所在……只要我们坚持实事求是的科学态度，软组织外科学就一定能在实践中不断发展。

事实证明，《软组织外科学》是外科医学史上的一大进步。我在临床中应用压痛点强刺激推拿、以针代刀的密集型银质针针刺疗法十几年（但没有做过定型的椎管内外软组织松解手术），确实治愈了很多软组织损伤性疾病。那时，我科室外面的宣传栏专门宣传银质针，标题是"银质针——顽固疼痛的克星"。凡是针灸、中药热敷、推拿治不好的患者，就用银质针治疗，效果一般都很理想。

宣蛰人教授创立了"腰脊椎"三种试验检查（即脊柱侧弯试验、俯卧腰脊柱伸屈位加压试验和胫神经弹拨试验）和颈脊柱六种活动功能检查（即前屈、后伸、左右侧屈和左右旋转）结合压痛点强刺激推拿检查，可鉴别软组织损伤引起的头、颈、背、肩、臂、腰、骶、臀、腿痛，属椎管内、椎管外、椎管内外混合型三种不同类型。在诊断方法上，他创立了压痛点强刺激推拿预示性疗效测定，提出了系列补偿调节和对应补偿调节的方法。

通过我的临床实践总结，发现宣蛰人教授的诊断仍有需要补充完善的地方。

在病变部位的诊断上，根据患者的主诉、查体及辅助检查，应明确病变部位，然后结合压痛点强刺激推拿预示性疗效测定，确定治疗部位。如果单用压痛点强刺激推拿预示性疗效测定，那么对于全身多处或广泛软组织损伤患者，先推拿何处后推拿何处呢？即使压痛点强刺激推拿有效，也不一定是原发病变，因为治标也有效果。比如主诉腰痛的患者，经查体发现比目鱼肌、内收肌、腹直肌、臀大肌、阔筋膜张肌、竖脊肌、三角肌等均有不同程度损伤。推拿臀大肌，或腹直肌，或竖脊肌，或内收肌，或比目鱼肌甚或三角肌，均可不同程度地使腰痛缓解甚至消失，但到底哪块或哪几块肌肉是根本呢？哪块或哪几块肌肉是标呢？我们应先治哪里后治哪里呢？这是原则问题，必须弄清楚。

在病因的诊断上，宣蛰人教授认为，疼痛的原因是无菌性炎症。按照这一理论，他创立了压痛点强刺激推拿、密集型银质针针刺和定型的椎管内（外）软组织松解手术。

既然是"无菌性炎症"，那么就需要设计出治疗方案来"排出""消除"无菌性炎症。这个治疗方案即压痛点强刺激推拿、密集型银质针针刺和定型的椎管内（外）软组织松解手术。那么，对于软组织损伤之表现为条索者（事实上，条索就是软组织损伤的重要表现形式之一），如斜角肌条索、三角肌条索、腹直肌条索、比目鱼肌条索、竖脊肌条索等，用强刺激推拿、密集型银质针针刺及定型的椎管内外软组织松解术是解决不了的；对于全身广泛软组织损伤，无处不痛的患者如风湿性疾病、类风湿疾病、强直性脊柱炎等，又该怎么办呢？

痛者，寒气多也，有寒，故痛也。软组织损伤性疾病，无论表现为痛、为肿、为羸瘦、为胃病、为心脏病等，实质都是寒邪为多。我在临床中治疗的患者，有全身浮肿者（西医诊为风湿性疾病、类风湿疾病），有五十余年的腰、臀、下肢肿痛者，有颈椎、腰椎手术"失败"者，有腰椎管狭窄者等。经阴阳平衡埋线疗法治疗，绝大多数是可以获得稳定的远期疗效而鲜有需要手术者（对椎管内病变影响到脊髓、神经根者，确需手术）。特别是经银质针数次治疗而无丝毫疗效者，经阴阳平衡埋线疗法治疗一次或数次即愈者比比皆是。

那么，为什么有的病例经强刺激推拿、银质针针刺治疗后确有好的疗效呢？事实上，我用强刺激推拿、密集型银质针针刺技术二十余年，确实治好了很多的软组织损伤性疾病。

我发现，密集型银质针针刺时，如果患者耐受力好，针眼处有明显的"烧伤"表现，这样的患者疗效就要好得多；如果患者耐受力差（特别是高龄、心功能不全者），银质针被降温者，疗效就差一些；如不燃艾球，则疗效更差或基本无效（在这方面，我做了大量的比对和总结）。这说明，银质针针刺取效原理实为补充了热量，促进了血液循环，达到或接近阴阳平衡，疗效自然可靠。

动者为阳，静者为阴。强刺激推拿技术通过医患双方的主动与被动地做功，促进了血液循环，提升了人体的阳气。

以上两种治疗方法，其本质都是促进血液循环，提升阳气，接近或达到阴阳平衡。

那么，对全身广泛软组织损伤（包括胸、腹、背）及以条索为表现形式者，强刺激推拿和密集型银质针针刺无能为力就不难理解了。我在前面曾举过两个病例，一例肩痛患者，经查为三角肌前束损伤，有三个条索，压痛明显。给予银质针针刺，每次三十余针（为减轻疼痛，第二次用了硬膜外神经阻滞麻醉），治疗两次却毫无寸效，条索依旧，肩痛依旧。后经阴阳平衡埋线治疗两次而愈。还有一例臀大肌、阔筋膜张肌损伤的患者，整个臀大肌、阔筋膜张肌僵硬无比，没有压痛。经银质针、粗火针治疗数次，僵硬依旧，症状依旧。后经阴阳平衡埋线一次而愈。这进一步说明，阴阳平衡埋线疗法虽然方法看上去简单，却是"温、清、消、补、和"的综合作用非常明显，除了前面提到的作用原理，其中仍有值得深入探讨的内在机理。

我从实践中发现，用无菌性炎症致痛学说指导临床，有很多问题是解释不了的，很多复杂痛症也不好解决。这里不仅是局部消除炎症的问题，还有代偿和失代偿等问题。另外，强刺激推拿、密集型银质针针刺的手法也似有局限性。痛症，从中医的角度来认识，有浊液、瘀血、寒凝、阴虚阳盛等复杂原因。而阴阳平衡埋线疗法正是切中了软组织损伤和痛症的一系列问题，它的排毒、沟通阴阳、生三焦之火之功用，能有效地解决软组织损伤的诸多问题，很多久治不愈的顽固性痛症，采用此法治疗后效果立现。

从临床实践来看，软组织损伤性疾病的诊断不能单用"一条脊椎与七处原始点""肌肉起止点"和"压痛点强刺激推拿预示性疗效测定""系列补偿调节和对应补偿调节"，而必须全身查体、应用力线平衡理论和阴阳平衡理论，从全身这个整体去诊断评估。这样，才不会头痛治头，脚痛治脚，顾此失彼。

软组织损伤性疾病的本质是阴阳失衡所带来的一系列问题。

对于轻症，用按推、热敷、银质针及运动等治疗即可获得好的疗效。但对于条索类病变（包括脑血管病后遗肌挛缩）、全身广泛软组织损伤性疾病和阳虚阴盛之风湿性疾病、强直性脊柱炎（活动期）等，非阴阳平衡埋线疗法莫属。

你头疼，我治脚，先贤并非开玩笑

——阴阳平衡埋线疗法的治疗之总纲

阴阳平衡埋线疗法总的治疗思路是：阴病治阳，阳病治阴，阴阳平衡。

《素问·阴阳应象大论》曰："故善用针者，从阴引阳，从阳引阴，以右治左，以左治右，以我知彼，以表知里，以观过与不及之理，见微得过，用之不殆。"

这一论述对于疾病的外治法提供了总纲，当然也包括阴阳平衡埋线疗法，也就是阴病治阳，阳病治阴，阴阳平衡。阴阳学说是中医学说最基本的"纲"，对于实际临床辨证具有指导性作用。具体如何在临床上灵活应用，需反复实践，不断感悟。

（一）阴病治阳

如上肢不能后伸摸背，这是肩关节前面的软组织不能被拉长，如果在肩关节前面做治疗，也许会有暂时的效果，但远期疗效不好。我们只需治疗它的拮抗肌即肩关节后面软组织即冈下肌、小圆肌、大圆肌即可。肩关节后面的软组织治愈后就可以被动拉长，肩关节前面的软组织就立即得到休息而能被动拉长，上肢的后伸摸背得以改善，远期疗效稳定。

再如腹部手术后若干年仍主诉刀口疼痛。经检查，刀口处无红肿、硬结、压痛等。而在其对应的腰背部就可以找到压痛之筋结、条索，给予治疗后，刀口痛立即痊愈。这里的"阴"是指腹部手术刀口处软组织，"阳"是指对应腰背部之压痛的筋结、条索。

这看起来有点绕，好像把简单的问题说复杂了。其实从阴阳平衡理论来解释就简单多了——阴病治阳。这里所说的"阴"即是肩关节前面的软组织和腹部手术刀口，"阳"即是肩关节后面的软组织和腰背部。

事实上，阴病治阳在临床中的应用是很多的。软组织损伤之疼痛病及相关内科病，属"阴"的多数应该治"阳"。这是需要我们认真考量的道理。

（二）阳病治阴

这样的病例在临床中占绝大多数。全身软组织损伤后，表现形式多种多样，如关节痛、颈背腰痛、下肢痛、脚踝痛等。患者主诉部位多是在身体的阳经循行部位，此时如果直接在阳经循行部位做治疗，则效果不佳。通过多年的临床实践，我发现应该治疗人体阴经循行部位的软组织，即阳病治阴。因为从软组织损伤性疾病的本质看，仍属阴病。所以与其说阳病治阴，不如准确地说阳证治阴。因为阳病只是一个表象而已，真正的问题是阴病。我在临床上非常重视人体阴经循行部位软组织的治疗，如上肢阴经循行部位的软组织，下肢阴经循行部位的软组织及胸腹部软组织的治疗。

（三）阴阳平衡

阴阳失衡是产生疾病的根本原因。正常情况下，人体阴阳两方面处于相对平衡状态，保持人体五脏六腑的正常生理功能。阴平阳秘，精神乃治。

软组织损伤之疼痛及相关内科病，很多都是寒邪为病，属阳虚阴盛之阴病。认清了问题的实质，很多的临床病症就容易理解，治疗上也能有的放矢，不再轻易以"某炎""某综合征"等繁多的病名动手术，也不会轻易用止痛药、用激素等治疗方法了。由于知道了疾病的原因是阴阳失衡，治疗应以调理阴阳平衡为根本措施，让患者可以避免因为止痛药、激素药的长期使用或者轻易做手术而出现各种副作用，如肥胖、浮肿、胃病、骨质疏松，甚至手术致残（如腰椎管狭窄手术）等。

例如，传统的颞下颌关节炎、牙疼（需排除牙龈炎、龋齿），实质即咬肌、颞肌的损伤；头痛、头晕（需排除颅内病变），实质是肩部、颈部软组织损伤；"富贵包"实质是肩部软组织损伤；肱骨外上髁炎是三角肌前束、肱二头肌损伤；桡骨茎突狭窄性腱鞘炎是肱桡肌近端及肌腹损伤；胃炎很多是胃脘区、肝胆区、背腰部软组织损伤；前列腺炎、盆腔炎很多是耻骨联合上下和腰骶部软组织损伤；膝关节滑膜炎、膝关节骨性关节炎是比目鱼肌、内收肌群及臀大肌损伤；等等。病名极多，却不究病根，虽治疗方法五花八门，但很多是病没有治好，副作用却逐年显现，甚至因药物或手术而致残。

这个关乎患者生命健康及经济负担的问题，应该引起广大医务人员的高度重视。此外，我们不仅要做治疗（如中药热敷、口服健脾益气类中药、火针、艾灸、扶阳化脓灸、推拿及阴阳平衡埋线），更要做好宣传教育工作，让人们避寒凉，多运动，饮食起居合理，从根本上预防阳虚阴盛的产生。

不管是阳病治阴，还是阴病治阳，最终目的都是扶正祛邪，保持阴阳平衡。结合适宜的运动如慢跑、游泳、跳舞，养成良好的饮食起居习惯，人体才会健康。

这样的治疗不仅有很好的近期疗效，远期疗效也很稳定。这也是广大医务工作者孜孜以求的。

经络四通八达，哪一路是"捷达"

——应用阴阳平衡埋线疗法治疗经络病症的思路

据本人临床观察发现，经络病症也符合代偿与失代偿理论。也就是说，主诉此经有病，根治却在彼经。这样的思路用之于临床，疗效可靠。

如颈、背、腰发凉僵硬，查体见背腰部有僵硬的条索。如果在背腰做治疗，几无疗效。根据经络别通理论——背腰为膀胱经，主藏津液，气化而能生焉。肺主一身之气，相傅之官，与膀胱别通。故凡是背腰等膀胱经循行区域之凉、硬、酸、痛等，均须从肺论治。肺经气血通畅，可化生膀胱之津液，则颈、背、腰僵硬、凉、酸等迎刃而解。

肱骨外上髁痛，经络辨证在大肠经。根据经络表里属性，当治在肺经，即治肱二头肌和三角肌前束。肺经气血通畅，则大肠经之病症随即消失。

心包与胃别通，心与胆通。心主血，肺主气，气行血行，气滞血瘀，故治疗心脏病应从胃、胆辨证论治，而从心论治纯属治标不治本。临床发现，很多的心脏不适（软组织损伤引起）经十数年治而不愈，而经阴阳平衡埋线疗法治疗立愈，便足以说明阴阳平衡埋线诊断正确、治疗方法之特效。

心如悬、若饥状，是肾经病症。但从肾论治，效果不佳。肾主水，脾属土，崇土制水，故治肾不如治脾。通过治脾经阴陵泉，法简效捷。

现举例如下。

【案1】

某男，47岁。自觉两大腿根及髂骨酸胀，但局部查体无异常。而肺经循行部位如三角肌前束、肱二头肌有压痛的条索。遂对三角肌前束、肱二头肌压痛的条索给予阴阳平衡埋线治疗，治毕立愈。"脾气有邪，其气留于两髀"。肺为脾之子，子能令母实，所以治肺经而立愈。

【案2】

某女，42岁。双侧乳房痛1年余，加重20天。乳房痛如针刺，与情绪、月经有关。查体：双乳房无异常，对应区域（天宗区域）无压痛之筋结、条索。根据经脉所过、主治所及的原则，我就在肝经循行上找压痛的筋结、条索，也无效。再一想，足厥阴肝经与手厥阴心包经同名（同气相求），心包代心受邪，肝为心之子，同时，"诸痛痒疮，皆属于心"，随即在心经、心包经上找压痛的筋结、条索。没想到我只是以查体的方式按揉了几下，患者马上说双乳房疼痛轻多了。遂给予针灸治疗心包经上的筋结、条索，4次而愈。

这一病例再一次让我对中医经络的正确性深信不疑。纸上得来终觉浅，绝知此事要躬行。正如高树中老师所言，要想学好中医，必须熟读经典，并且进行大量的临床实践。高树中老师还说，读经典著作有四个层次：第一个层次是通文理，首先要知道这些话的字面意思。第二层次是通医理，即要清楚医学道理才行。我初读《黄帝内经》的那几年，只觉得书上说得高深莫测，与临床没法结合，读来读去感觉索然寡味，这就是没有真正做到通医理。第三层意思是通应用，即知道在临床上怎么用，其疗效是否在掌控之中。第四层次是通思维。我觉得通思维是重中之重。中医思维和西医思维不一样，我们觉得中医难学，就是用西医的思维套用了中医思维，结果处处碰壁，左右为难。

熟读甚至背诵中医经典著作，可以使你的中医思维在潜移默化中形成。当你"迷醉"其中的时候，就会真的"恍然大悟惊拍案"了。

我之所以能够创立阴阳平衡埋线技术，绝不是偶然的。这是我长期临床经验的积累，也是我喜欢中医、立志于解决软组织损伤性疾病的强大动力使然。现在看来，想在学术上有所创新，有所突破，必须有坚实的中医基础和西医基础，同样要有丰富的临床经验和善于总结、勤于思考的习惯。想把中医和西医完美结合起来，确非易事。

【案3】

某患儿，男，2岁。头顶区域"皮炎"约5cm×6cm大小。患儿奶奶是我单位职工，某天我偶然遇到，出于职业敏感，我就问怎么回事儿。患儿奶奶说孩子头上长了皮肤病，皮肤科专家给开了几样治皮肤病的外用药，轮番交替涂抹十几天了，一点效果也没有。我立即检查患儿的脚部太冲穴区域，压痛非常明显。我蹲下给患儿做很轻柔的推揉，意在使太冲区域（而不单是太冲穴）

气血畅通。第二天患儿奶奶见了我兴奋地说："太好了，孙子头上的皮肤病竟然好了！"我又给患儿做了两次推揉（两天做一次，每次五分钟左右），共治疗三次而愈。

"足厥阴肝经……连目系，上出额，与督脉会于巅"。

你看中医经络好用不？

学习中医就要熟读经典，通过有效的临床实践，在诊疗上方可取得一次又一次的成功，逐渐达到举一反三、触类旁通的境界。

【案4】

某男，48岁。自我感觉心"就像被一根极细的绳子吊着，随时都会断掉一样"。体形消瘦，不思饮食。他本来是找我看颈椎病、腰椎病的，通过问诊才知道有心内不适这一症状的。这让我立即想起"心如悬、若饥状"，属足少阴病证。肾属水，治水不如治土，崇土制水，遂在右侧阴陵泉区域针灸治疗，用补法。第二天患者即诉症状明显改善。继续治疗几次后，症状完全消失。

我现在治疗肾经相关的病证多从脾经入手，效果非常好。关于这点，我们看看自然界就明白了：人类治理江河，不就是清理河床淤积、拓宽河道、加固河堤吗？这就是崇土制水。中医的实质就是源于自然、回归自然。

【案5】

举我本人的例子。随着年龄的增长和废寝忘食地读书写作，我的身体也出现了问题：不仅患上了颈椎病，而且也开始咳嗽。初时以为是感冒的先兆，没加注意，之后咳嗽越来越重。我仔细回想了一下，知道自己的身体出现了问题，不得不忍痛割爱，每天少读两个小时的书去锻炼身体，每天坚持游泳2000米，慢跑

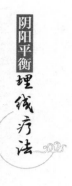

2000 米。两个月后，咳嗽消失。肺为脾之子，母能令子虚。久坐伤肉劳于脾。从表面上看，咳嗽是肺的问题，实则是脾出现了损伤。所以中医的五脏六腑病变往往是某一脏腑发生病变，而表现为其他脏腑的病证。这与西医代偿和失代偿理论殊途同归。

论成败，细节做好不会让你从头再来

——阴阳平衡埋线疗法的操作方法

那么，阴阳平衡埋线疗法具体如何操作呢？总的来说，可以根据软组织损伤的不同在具体操作时有所区别。

1. 对条索类的软组织损伤，在严格的皮肤消毒后，直接在条索的上方给予埋线，针距 2cm 左右。治疗要包括整个条索，而不应仅治疗条索的一部分，比如 6cm 长的条索，针距 2cm 埋一根线，那大概就要埋 3 根线。注意进针不可过深，包括腹直肌条索、臀大肌条索等，进针深度均以 1cm 为宜。肥胖患者的腹直肌条索与皮肤距离可达 5cm 以上。初学者因担心效果不佳，多将线埋的深度达到条索上。这是错误的，必须纠正。从临床来看，只要辨证施治，找准位置，即使埋线深度没有达到深处的条索上，其清瘀、消导、引流、温热祛寒效应依然很好。

2. 同一个条索经治疗后如果没有完全消散，可待线体自然脱落（约 1 个月左右）后再治疗第 2 遍。据观察，同一个条索一般经两次治疗均可完全消散。

3. 对于面积较大的软组织损伤，不是以条索的形式表现出来，而是以大面积僵硬的形式表现出来，这样的患者直接给予超范围埋线即可，针距仍为 2cm 左右，超范围 2cm 左右。何为超范围埋线？比如软组织损伤面积比较大，假设有 6cm×6cm，那么就要一边多计算 2cm，两边就是 4cm，也就是埋 10cm×10cm 的面积，这就要有五根线，每根线针距 2cm，大概五五二十五，要埋 25 根线左右。

4. 对于膝关节积液的患者，埋线深度同样不超过 1cm。需要强调的是，诊断必须正确，也就是说，要诊断清楚造成膝关节积液的原因是腰椎、腹直肌、臀大肌、比目鱼肌等何处软组织病变引起的。切不可首先在膝关节积液局部做治疗，这叫本末倒置，远期疗效不稳定。

5. 如果我们发现条索与大血管密不可分（如颈侧部），可用左手轻轻地将治疗区域皮肤滑动，这样皮肤的位移至少可以有 2mm 以上，进针后皮肤恢复原位。如在锁骨上窝进行埋线时要尤其注意针刺技巧：锁骨上窝不可直刺，容易损伤肺尖，造成气胸。可将埋线针体与锁骨平行，针与皮肤呈 30°角进针即可，这样进针是相对安全的。对股动脉、股静脉、股神经区域进行埋线时，需将埋线针体与皮肤呈 30°角，深度不超过 1cm，否则会伤及血管、神经。对踝管综合征进行治疗时，可在足内踝和脚后跟之间的压痛区域进针，针与皮肤呈 30°角，进针深度不超过 1cm，否则可能伤及血管、神经和肌腱。

6. 枕骨大孔的治疗。枕骨大孔处软组织损伤，可引起大脑供血障碍，表现为头痛、头晕、失眠、记忆力下降、眼干涩等。在此部位做治疗时，可垂直进针，深度不超过 1cm，则比较安全。

7. 埋线过程中如有瘀血流出时，不要按压，让其自然流出

（可用碘伏轻轻擦去）。皮下瘀血不需做任何处理，待其自然吸收即可。

8.埋线结束后，不要将体外的线体留得太短，以免进入体内而没有治疗效果。待两天后可将体外的线体剪除，体外保留 2mm 即可。

遵法矩，方圆谨守不会让你失手意外

——阴阳平衡埋线疗法的操作规程

　　首先，阴阳平衡埋线疗法为微创手术，施术者须具有相关的医师资格，如有必要，需签署《埋线知情同意书》。施术者（医师）除需熟练掌握操作技巧与方法外，同时还要做好心理准备，不仅要心定气闲、全神贯注、手眼协调，还要对患者的疾病感同身受，同时还要努力让患者放下包袱，平和心态，树立信心。医患之间，心无旁骛，携手相助，共图愈疾。

　　其次，在具体实施阴阳平衡埋线操作时，还应注意以下相关问题。

　　1.任何有创的治疗都应严格无菌操作，阴阳平衡埋线疗法也不例外。

　　2.对于心功能不全等心脏病患者，应先由心内科给予专科处理，待心功能恢复，从事一般活动不引起疲乏、心悸、呼吸困难或心痛者，再给予阴阳平衡埋线治疗（严重心脏病患者更需慎重）；高血压患者应给予适当降压，一般以舒张压低于100mmHg为宜。上述患者，每次埋线不但手法要轻，也不宜埋线过多。

　　3.患者在酒醉、疲劳、精神紧张时不宜应用阴阳平衡埋线治疗。应用过针灸治疗有晕针史的患者，医师在使用阴阳平衡埋线疗法时应审慎操作，每次埋线不宜过多，并预备好一旦晕针后如何处理的措施。

4.阴阳平衡埋线在重要血管神经走行区域如股神经、股动脉、股静脉、胫后神经、胫后动脉（如踝管综合征的治疗）及颈部的大血管毗邻区域操作时，均设计了极为安全的进针方法和规程（这需要跟诊实操，现场教学指导，在这里就不再详述），确保熟练掌握后无风险。

5.阴阳平衡埋线技术也适用于各型糖尿病患者软组织损伤的治疗，不受血糖的限制，不会有感染、针孔不愈合之虞（有其他并发症的重症糖尿病患者不在此列）。相反，相关软组织损伤治愈后，患者的血糖水平会有不同程度的下降（有关阴阳平衡埋线疗法与糖尿病之相关问题，笔者目前还在做系统、深入的总结和对比，待时机成熟一并奉献给读者）。

6.月经期一般不影响阴阳平衡埋线的治疗。也就是说，在月经期给予阴阳平衡埋线治疗，不会导致月经量的过多、过少或闭经等。相反，经阴阳平衡埋线治疗相关软组织损伤以后，患者普遍反映，月经由不正常（比如月经的色泽、经量的变化、腹痛、腰痛等）转为正常。个别患者已绝经若干年，经阴阳平衡埋线治愈相关软组织损伤以后，居然月经又来潮，这让患者喜出望外。

7.对孕期的患者，一般不主张采用阴阳平衡埋线治疗。如患者确有严重的软组织损伤或伴有严重的内科病（由软组织损伤引起者），可先给予中药热敷、轻手法推拿等无创治疗，待产后即可给予阴阳平衡埋线治疗。临床经常发现，产妇身体很差、面色萎黄、乏力、饮食差，经阴阳平衡埋线治疗一疗程后，饮食增加，睡眠好，面色红润，多年的全身无处不痛感完全消失。

8. 从理论上说，凝血功能障碍的患者不宜做有创治疗，如手术、针灸，特别是血友病患者。不过在临床中我仅对血友病患者不做阴阳平衡埋线治疗，其他原因导致的血小板减少的患者还是可以治疗。

9. 对治疗部位有感染（红、肿、热、痛）者，阴阳平衡埋线疗法可加速感染的消散，减轻感染带来的全身不良反应，促进感染的愈合。

10. 患者经阴阳平衡埋线治疗后，应适当避风寒，也不要过多出汗，一般情况下揭掉敷料后过几天可以洗澡（两到三天后可以揭掉敷料），不会引发感染。对软组织损伤严重者，埋线针孔处每天会有分泌物排出，这是正常的排毒现象，不需要服用消炎药物。可以用温开水勤洗患处，加碘伏消毒，促进血液循环，待患处的分泌物完全排出后即可。临床发现，针孔虽有分泌物排出，个别患者针孔处红、肿、痛（直径可达 5mm 左右），但患者却诉病情一天比一天减轻，无其他不良反应。有的埋线处会瘙痒，如有此类症状出现，切忌用手抓挠，一般几天后瘙痒会自行消失。

11. 阴阳平衡埋线治疗后，一般情况下患者不需要特别休息，可从事力所能及的工作。应鼓励患者平时做适当的锻炼，如慢跑、游泳、跳舞、散步、打球、打太极拳等。锻炼不仅可以促进疾病康复，还可以发现潜在的软组织损伤，便于后续治疗。

12. 对于年高体弱的患者，每次埋线针数不宜过多，并且埋线过程宜根据情况做短暂停顿，停顿时可与患者聊聊天，以分散患者的注意力。一些特殊类型的重症患者该如何埋线还在进一步的探索总结之中。

13.应用阴阳平衡埋线疗法，施术者（医师）要掌握好处理掉线、弯针、断针的方法。

14.阴阳平衡埋线治疗某些严重的软组织损伤，不一定有立竿见影的疗效，要耐心等待数日。只要诊断正确，治疗精准，疗效在意料之中。

15.学习和熟练掌握阴阳平衡埋线疗法，必须要有对患者高度负责的精神，有高尚的医德医风，必须以治病救人为目的。对于态度和医疗目的不端正的医者，任何医疗技术都可能有风险，阴阳平衡埋线疗法也不例外，所以想学习阴阳平衡埋线疗法的同道，首先要端正思想。

一些疾病，表面上看似和人体的软组织没有关系，但是经查体治愈了相关的软组织损伤，疾病本身却"不治而愈"，甚至一些内伤杂病经查体发现一些"相关部位"有明显的软组织损伤，患者本人并不一定感觉到这些损伤（疼痛感不明显或者没有疼痛感），但是经阴阳平衡埋线疗法治愈了这些软组织损伤后，疾病也会"随之而愈"。感觉这里面蕴含了一些更深层次的值得探讨的道理，如果软组织是"表"，疾病是"里"，或者说，疾病是"果"（因），软组织是"因"（果），这里面到底有着怎样的一种关联，值得我们深入思考。

第二章

阴阳平衡埋线疗法
应用于临床的思考

（一）由来

我是从事外科临床的，在临床中发现不少患者腹部手术后会出现腰痛，也有的下腹部手术后会出现顽固的胃痛。患者十分痛苦，治而不愈。最初，我也不知道其中的机理是什么，当然也不会治疗，只是用一些止痛药、解痉药、调节神经的药物，对症处理而已。时间久了，经历的患者多了，我逐渐发现了规律：只要让下腹部手术切口尽可能快地恢复，则腰痛、胃痛会很快好转或消失。我又深入思考：下腹部手术后胃痛、腰痛的机理是什么？这个问题我思考了很长时间，最终明白了：当下腹部软组织损伤以后，如下腹部手术（或受凉）引起的腹直肌损伤，人体会本能地保护它，通过弯腰以放松下腹部而减轻疼痛，这样上腹部或腰部软组织就被拉长，而没有放松休息的时间了。久而久之，上腹部或腰部软组织就会因"劳累过度"而出现损伤，引发临床症状出现，如胃痛（腹部胃经循行路线上的肌肉、软组织的损伤，会影响到此处的胃经的功能，所以会引起胃部的不适乃至疼痛。依此类推，其他脏器的不适和病变，也会由于软组织损伤连带此处的经络和穴位受影响，或被挤压或被损伤，而表现出相应脏器的不适感甚至出现各种病变。当然，脏器的病变不能都归于软组织损伤，只是临床实践表明有这种因素和问题）、腰痛等。这也是后来我发现的阳病（胃病、腰痛）治阴（下腹部）的具体解释和应用。

顺着这一思路，我进行了数年的总结和反复的临床验证。当然开始的时候是零碎的，甚至是谬误的认识，之后逐渐系统化，认识越来越深刻，对软组织损伤性疾病的本质认识越发清晰。也就是说，当此处软组织损伤以后，人体会本能地保护它，而由他处的软组织代偿其功能。久之，代偿部位的软组织就会因"过度劳累"而出现相应症状，如疼痛、肿胀、凉、麻、硬、酸及功能障碍（屈伸受限，行走不能），也可表现为头晕、失眠、哮喘、类心脏病、便秘、盆腔炎、夜尿次数多、阴道痛等。

这就是代偿与失代偿理论的形成。从中医的角度来认识，也就是"阴病伤（及）阳""阳病伤（及）阴"，阴阳失衡带来了一系列问题。

（二）临床意义

代偿与失代偿理论可以清楚地解释软组织损伤性疾病的因果关系，让我们知其然又知其所以然。按照这一理论验证于临床，我发现很多部位的软组织损伤都符合这一规律。

实际上，患者主诉的全身任何部位的疼痛、麻、肿、积液、凉、木及诸多软组织损伤性疾病的内科病表现，如头晕、心脏病、胃病等都是"标"，应该通过主诉、全面查体及辅助检查，根据力线平衡综合分析而找到病因，也就是我们说的"本"。针对这个"本"进行治疗，疗效才会稳定。

下面举几个例子予以说明。

1. 颞肌损伤

颞肌损伤以后，人体会本能地保护它，而由它的对侧软组织如对侧颞肌代偿性工作，久之则会出现对侧头痛；也可由它邻近的软组织如咬肌代偿其工作，久之则会出现颞下颌关节弹响、张口困难、牙痛、耳鸣、耳痛、耳聋等。

这样，我们对头痛的辨治思路就有了：比如患者主诉右侧偏头痛（右侧颞肌部位），根据代偿与失代偿理论，我们知道右侧颞肌为标，为症状，而右侧咬肌或左侧颞肌才可能是本，是病因。通过查体，左侧颞肌存在压痛条索等，或右侧咬肌存在压痛条索，并经强刺激推拿预示性疗效测定，诊断很快明确。同样，右侧颞下颌关节弹响、张口困难、牙痛、耳鸣、耳痛（相关专科又排除器质性病变，或久治而不愈者），这是症状，是标；右侧颞肌或左侧颞肌才是病变的根本。通过查体发现，右侧颞肌或左侧颞肌有压痛的条索，并经强刺激推拿预示性疗效测定，诊断即可明确。如此分析，则不会头痛治头，脚痛治脚。可以做到心中了了，疗效肯定。

同样，对头昏、注意力不集中、头如戴帽等症状，也应检查双侧颞肌和咬肌，给予针对性治疗如推拿、针灸、阴阳平衡埋线等。当然，这些症状不一定都是肌肉和软组织损伤问题，全身查体、综合分析才是最重要的，这些后面会讲到。

2. 三角肌损伤

三角肌损伤以后，人体会本能地保护它，而由上肢远端软组织代替工作，久之而出现上肢远端症状，如手麻、手指痛、手掌痛、腕关节痛、拇指痛、桡骨茎突狭窄性腱鞘炎、肱骨外上髁痛、肱骨内上髁痛、尺骨鹰嘴痛等，也可由颈肩部软组织代之工作，日久而产生诸如颈肩部疼痛、头晕、头痛、颈椎痛、上背部负重感、肩周痛、弹响肩、上肢上举不能、搭肩受限、后伸摸背疼痛、心慌心悸、呼吸不畅等症状。

一般而言，对于手部的疼痛，治疗思路是检查肘部、肩部软组织，并给予推拿、针灸、阴阳平衡埋线治疗，旨在消除这些病变部位的筋结条索，恢复气血的通畅；不可随意在手部疼痛处治疗。

同样，对颈部疼痛、弹响肩、头晕、头痛、上背部负重感、心慌心悸、呼吸不畅等，也应重点检查三角肌，并给予推拿、针灸、阴阳平衡埋线治疗。如此，则上述诸症就会消除，当然上诉症状也不能认为都是肌肉和软组织损伤问题。

在我行医之初，诊断思路是很稚嫩的，甚至是错误的。比如上背部负重感，我都是在上背部找筋结、条索，给予推拿、针灸、放血拔罐等，患者往往仅有暂时的疗效，而没有远期疗效。但常言说，失败是成功之母。不怕失败，就怕不能从失败中总结经验。

3. 肱二头肌损伤

肱二头肌损伤以后，人体会本能地保护它，而由它远端的软组织如肱骨外上髁处的软组织工作，久之，而引起肱骨外上髁痛；或由它近端如肩部、颈部软组织代偿其功能，久之，则肩部、颈部软组织因劳损而出现肩关节痛、搭肩不能、后背受限、上举困难、弹响肩及颈部病症如颈部酸痛、僵硬、负重感、头晕、头痛、眼干、眼涩等。

整体治疗是中医的一个重要指导思想。也就是说，根据主诉，必须全身查体，不可遗漏。这是临床上通过多次失败总结出来的，非常重要。初学者须以此为鉴，耐心细致地做好查体工作。

4. 肱三头肌损伤

肱三头肌损伤（多见于盂下结节处和肌腹）以后，人体会本能地保护它，而由它远处的软组织代偿工作（如肘关节处），久之可引起尺骨鹰嘴痛；也可由它近端的软组织代偿工作（如颈背部），久之，可引起颈部软组织的疼痛、背部的疼痛。

对尺骨鹰嘴痛（有说尺骨鹰嘴滑囊炎者），不可随意在尺骨鹰嘴做治疗，而应治疗肱三头肌盂下结节处和肌腹；如效果不佳，应通过全面查体而治疗颈椎、胸椎、腰椎等。

临床经常见到上背部疼痛的患者，往往给予颈胸椎磁共振检查、心肺的检查，而忽略了肱三头肌这个重要的病变部位。

5. 肱桡肌损伤

肱桡肌（多见于肌腹）损伤以后，会由它远端的软组织代偿其功能，久之，其远端的软组织如桡骨茎突处、腕关节或手等部位的软组织会因劳损而出现桡骨茎突疼痛肿胀、腕关节痛、手指痛、手掌痛；也可由其近端的软组织代偿其功能，久之它近端的软组织如肩部软组织、颈部软组织会因劳损而出现疼痛、屈伸不能、旋转不利及头晕等。

我在临床上经常发现，个别桡骨茎突处痛患者来我处就诊时已经在外院做了手术，但干活劳累时仍感桡骨茎突处疼痛不适。查体发现肱桡肌肱骨髁上嵴至肌腹处条索很硬、很痛。在此做推拿按摩后，桡骨茎突处疼痛立即明显好转或消失。病情较重者，建议选用阴阳平衡埋线治疗。

6. 指伸肌群损伤

指伸肌群（多见于肌腹）损伤以后，会由它远端的软组织如手部软组织代偿其功能，久之则其远端软组织会因劳损而出现手指痛、手掌痛、拇指弹响疼痛（拇指狭窄性腱鞘炎）、腕关节痛、腕关节腱鞘囊肿等；也可由它近端软组织代偿其功能，久之则其近端软组织会因劳损而出现肘关节疼痛（肱骨外上髁痛）。

根据代偿与失代偿理论，手部病症应检查指伸肌群、肱桡肌、三角肌等。手部病痛是症状，是标，而指伸肌群、肱桡肌、三角肌等才是本，是病因。明白了代偿与失代偿理论，对于这些病痛的因果关系才会看得一清二楚，不会再随意用"腕关节腱鞘囊肿""正中神经卡压"等命名——"哪里有病就治哪儿"。

7. 竖脊肌损伤

如果竖脊肌损伤在T12处，则必由上段竖脊肌（多见于颈胸交界处）或下段竖脊肌（骶髂关节处）代偿其功能，久之上段竖脊肌或下段竖脊肌因劳损而出现症状，如上背部疼痛（大约菱形肌部位）、颈椎痛（相当于头夹肌、颈夹肌部位）、头晕或骶髂关节痛等。

8. 比目鱼肌损伤

比目鱼肌损伤以后，人体会本能地护它，而由下肢远端软组织代偿工作（如脚踝部软组织），久之而出现脚跟痛、脚趾痛、脚麻等；也可由下肢近端软组织代偿工作（如膝关节相关软组织），久之则出现膝关节疼痛、屈伸不能、站蹲困难、行走费力；还可以由腰臀部软组织代偿工作而出现腰痛、臀痛、髋关节活动障碍、腹股沟痛等。如将损伤的比目鱼肌治愈，不仅脚跟痛、脚趾痛、膝关节疼痛消失，且腰痛、髋痛、腹股沟痛，甚至头晕都会很快消失。这已经被临床反复验证。

9. 趾短伸肌损伤

趾短伸肌损伤（多见于肌腹损伤）以后，会由趾短伸肌远端软组织代偿其工作，久之，趾短伸肌远端软组织劳损而出现脚趾痛（五个脚趾）；也可由近端软组织代偿其工作而出现劳损引起足踝痛。

说实话，接触软组织损伤性疾病之初的前几年，我基本上是腰痛治腰、膝关节痛治膝关节、肩痛治肩、头晕的仅治项平面。全身查体、应用力线平衡综合分析也是在临床上反复碰壁后总结出来的。人是一个有机的整体，中医的基本原则就是整体治疗和辨证施治。软组织损伤是一个新兴的学科，没有系统的、规范的可操作规程，无论是病因病理、表现、诊断、治疗等都存在认识上的不同。所以现在出现学术争鸣，各种学说和治疗方法异彩纷呈，这是好事，这有利于学术的发展。比如外科学，我行医之初，市级医院里的外科是合在一起的，没有分骨科、神经外科、妇外科、小儿外科、心外科、肝胆外科、泌尿外科、血管外科、整形外科、肿瘤外科等。随着科学技术的进步，现在的分科很细了，说明人类认识疾病是一个渐进的过程。记得我上小学的时候，我们乡镇医院会做肠切除、肠吻合术的医生，竟然能到县里做表彰发言。现在乡镇医院做甲状腺手术、胃大部切除手术、阴式子宫切除术是再正常不过的事了。软组织损伤也一样，我相信在不久的将来，人们会把它研究得清清楚楚，诊断上有据可依，治疗上有章可循。随着阴阳平衡埋线疗法的产生，相信软组织损伤性疾病从因果关系上、诊断上、治疗上多了一项新的、能接受临床验证的理论和技术。相信在不久的将来，软组织损伤也和相关专科一样，将会具有规范的、更丰富的、令人信服的理论和治疗技术。中西医外治法的进步和其他医学技术的进步，会共同促进人类健康事业的进步。

在软组织损伤性疾病的诊断上，我也是在不断探索总结，不断修正自己。比如趾短伸肌损伤，在我接触软组织损伤最初的几年里，我基本上对它视而不见，更不用说应用它了。随着认识的深入和阴阳平衡埋线疗法的确立，才认识到全身查体、整体治疗越来越重要了。现在头晕的患者、手麻的患者，我查体都会查到趾短伸肌、骨间背侧肌。同样的，脚痛的患者、膝关节病（如膝关节疼痛、积液、弹响）的患者、腰痛的患者，我都会查到项平面、肱桡肌、指伸肌群、指屈肌群等。

代偿与失代偿理论在阴阳平衡埋线疗法理论中的实践和应用，揭示了软组织损伤性疾病的因果关系，系统地解释了人体很多病理性疼痛产生的原因，对于此类疾病的临床诊断起到了指导性作用。按照这一朴素而深刻的理论去指导临床，软组织损伤性疾病之主诉、症状、通过查体后之间的因果关系一目了然。当然这其中的理论，以及怎样的一种因果关系，其复杂的病机、病性，还有待更加深入的研究和探讨。

给我一个支点，撬走你的疼痛

——阴阳平衡埋线疗法与力线平衡理论

在软组织损伤的诊断上，我们到底应该用什么标准呢？

相信大家都会有这样的生活常识：在地上放一个大盆子，蹲在地上洗衣服，用不了多久就会腰痛、腿痛；用镰刀割麦子，时间久了也是腰酸腿疼；用电脑工作久了，也会出现颈部酸痛、僵硬不适，需要站起来活动活动才舒服。这些常识告诉我们：人体必须恢复应有的姿势平衡。我们称其为力线平衡。

力线平衡在我们的生产生活中无处不在。对于人体而言，不外乎左右平衡、前后平衡、上下平衡。力线平衡的核心是腰椎。也就是说，腰椎应该恢复正常的曲度，没有侧弯。

举例如下：

1. 腹部软组织损伤

腹部损伤（如手术）后，人体会本能地弯腰以放松腹部，而腰背部软组织被动拉长，以代偿腹部软组织功能，久之而出现腰椎曲度变直，甚则反弓。患者表现为弯腰弓背，我们就说其力线失去了平衡。只有治愈了腹部损伤，人体才会直立，恢复力线平衡，腰痛立解（当然，弓腰驼背不仅仅是软组织损伤的问题）。

从力线平衡的角度讲，腹部软组织损伤以后，人体不仅前倾身体以放松腹部软组织而导致腰痛、腰硬等，全身的软组织都会因此而不同程度地代偿工作，上至头，下至脚，前至胸，后至背腰臀等，无所不涉。症状也就多了，如骶髂关节痛、膝关节痛、膝关节积液、腘窝痛、小腿肚酸痛、脚趾痛及腰、背、颈、头、胸等诸多症状。症状很多，全身查体，力线分析，找到根本，本标兼治，诸症自消。

2. 左侧腰方肌损伤

左侧腰方肌损伤以后，人体会本能地向左侧倾斜身体以放松左侧腰方肌，而右侧腰方肌是被动拉长的，没有休息的时间，久之右侧腰方肌会因劳损而出现疼痛等不适。我们从力线平衡的角度分析，身体左倾，查体发现左侧腰方肌损伤，只有治愈了左侧腰方肌，人体才会直立，力线恢复平衡，右侧腰方肌疼痛不适就可立即缓解或消失。

例如患者主诉右下肢疼痛，经查体右下肢、右臀部软组织确有压痛的筋结和条索，而腰椎磁共振又提示腰椎间盘突出、腰椎骨质增生、腰椎管狭窄等病变，而腰椎曲度基本正常，侧弯不明显，如果查体不仔细的话，很容易诊断为腰椎椎管内病变，或诊为右臀大肌损伤。如果在右臀大肌和腰椎右侧针灸、推拿治疗压痛的筋结和条索，是会有效果的，因为治标也会有效果。但过不了多久，患者的症状还会加重的，身体也要比首诊时歪斜很多。我的学生经常会犯这样的错误。我告诉他们要全面查体，应用力线平衡分析，看脊柱有无侧弯，然后用推拿手法，可采用宣蛰人教授创立的强刺激推拿进行预示性疗效测定。如果经推拿左侧腰方肌后，右侧腰痛、右骶髂关节痛、右臀痛、右下肢麻痛很快消失或明显好转，说明我们的诊断是正确的，可以针对左侧腰方肌给予针灸、推拿、放血或阴阳平衡埋线治疗。如果经强刺激推拿左侧腰方肌后，右侧腰、骶、臀、下肢症状没有明显改善，说明诊断不准，还要找左侧的竖脊肌、斜方肌、冈下肌、小圆肌、大圆肌、头夹肌、颈夹肌或左侧的臀大肌、内收肌、比目鱼肌等。一般来说，按这样的思路是很容易找到原发病变的。针对原发病变治疗，用最简单的方法治疗，疗效就很好。如果我们穷尽所有治疗手段而没有明显疗效，说明诊断是错误的。

说到这里，说一下中医的诊断方法，除了望、闻、问、切四诊合参，中医还有腹诊、背诊、遍身诊法等。而初学阴阳平衡埋线疗法者，可以在自己和家人身上练习遍身诊法。

实际上，脊柱的曲度和侧弯在软组织损伤的早期就已经出现了，为什么有人会查不出来呢？主要是因为手感较差，临床经验欠缺。我在培训班上讲到这一点时，专门找腰椎变化不明显的模特（腰椎曲度、侧弯明显的模特没必要讲，大家都会诊断）。通过触诊，确定腰椎向左或向右侧弯，然后再问模特哪侧不舒服，模特主诉和我的查体结果通常完全一致。这说明人体的变化是客观的，有其内必有其外。而我们的思路必须完全服从于人体的客观变化。可惜，在临床中真正做到这一点的人太少了。

3. 左侧斜角肌损伤

左侧斜角肌损伤以后，头会本能地向左侧倾斜以放松左侧斜角肌。颈部右侧软组织如右侧斜角肌等是被拉紧的，久之右侧斜角肌等会因劳损而出现症状：右上肢疼痛、麻、肿、凉及功能障碍（肩关节的旋转、搭肩、后伸摸背、上举均不同程度地受限）。患者可丧失部分或全部功能。只有治愈了左侧斜角肌，力线平衡以后，头居于正中位置，右侧斜角肌才会出现放松、休息，右上肢症状会立即缓解或消失。

现在我治疗的患者中，无论主诉是左侧不适抑或是右侧不适，我都常规地看力线是否平衡（当然不能忽略全身查体）。比如右上肢麻、痛、功能障碍，绝大部分是由右侧颈部、肩部、胸部、背部软组织损伤引起，相应的软组织损伤治愈后，右上肢的症状立即消失；但也确有极少数患者由左侧颈部、肩部、背部、前胸部位的软组织损伤引起。这要用力线平衡分析，看头是否处于中立位，颈椎是否向一侧偏歪，从而明确右上肢的病变是源于同侧软组织损伤还是对侧软组织损伤。当然，腰部问题、下肢问题也会引起右上肢病症。你看不全身检查行吗？不用力线分析行吗？

4. 臀大肌损伤

右侧臀大肌损伤以后，人体会本能地保护它，而由身体其他部位如腰椎、颈椎代偿其功能。久之，则出现诸多病症，如腰痛、背痛、颈硬、头晕、全身紧束感等。查体发现右侧臀大肌僵硬压痛，而腰椎、胸椎、颈椎出现"S"形侧弯。通过全身查体、力线分析，诊断出原发病变，即右侧臀大肌损伤。右侧臀大肌治愈后，则腰椎、胸椎、颈椎的侧弯会立即或逐渐消失，诸症自解。

我在郑州培训班（2018年12月23日）上治疗了一个患者，分享如下。

患者，男，36岁。

主诉：脊柱侧弯20余年。自诉从头至脚均不舒服，病痛很多。

查体：右侧臀大肌、阔筋膜张肌很僵硬，压痛明显；右侧内收肌和腹直肌亦有压痛之条索；脊柱呈"S"形侧弯，左侧上段竖脊肌高起约 2cm，僵硬。

诊断：右侧臀大肌损伤、右侧阔筋膜张肌损伤。

治疗：右侧臀大肌、右侧阔筋膜张肌给予阴阳平衡埋线治疗。施术后患者就说全身紧束感消失，其余症状没变化。第二天患者脊柱侧弯已明显好转，左侧上段竖脊肌已变软；两个月后脊柱恢复至正常的生理状态，诸症消失。这是我的一个学生（当时还未学过我的技术）带来的患者。在来我的培训班之前，这位学生已经为他免费治疗两年多，并带他找多位老师临床治疗，均不效。

5. 比目鱼肌损伤

比目鱼肌损伤以后，人体会本能地保护它，而由身体其他部位的软组织代偿其功能，久之，则身体其他部位的软组织会因劳损而出现诸如脚跟痛、脚麻、脚抽筋、膝关节痛、腰痛、腰酸、颈椎痛、头晕、眼干、眼涩、耳鸣、手麻等症状。

以左侧比目鱼肌损伤引起的头晕为例。左侧比目鱼肌损伤以后，人体会本能地保护它，而由右侧下肢负重行走，以减轻左侧比目鱼肌的负荷。久之，则腰椎甚至颈椎亦会参与代偿这一过程。在给患者查体时会发现，双下肢的长度是不同的，骨盆有侧倾，腰椎、胸椎、颈椎呈现一个或两个"S"弯，患者不仅会主诉右下肢疼痛、腰痛、背硬、颈痛、颈硬，也可能会有头晕。主诉是头晕，我们通过全身细致的体格检查、辅助检查，应用力线平衡分析，很容易诊断出左侧比目鱼肌损伤。左侧比目鱼肌损伤治愈后，双下肢同样负重，骨盆侧倾，腰椎、胸椎、颈椎的"S"弯会立即或逐渐消失，头晕立解（当然，我们不是说所有的头晕都是软组织损伤或脊柱侧弯引起的）。所以，在全身查体的基础上，应用力线平衡分析病变所在，结合压痛点强刺激推拿预示性疗效测定，诊断简单而准确。

凡此种种，已经临床中反复验证。

在临证时，根据主诉、症状及查体结果，应用力线平衡这一尺度分析病之在左在右、在前在后、在上在下，是很容易找到原发病变的。在治疗上应用阴阳平衡埋线疗法，以及中医的阴病治阳、阳病治阴、前病治后、后病治前、左病右治、右病左治、上病治下、下病治上等理论，都会有左右逢源、游刃有余的感觉。这需要临床的反复磨炼和修悟，当然老师的帮助会让你少走很多弯路。这也是成功的捷径之一。

天机云锦用在你，于无字处识道理

——阴阳平衡理论再认识

在软组织损伤性疾病的诊断上，我应用力线平衡理论诊断，自认为得心应手。但是，我很快就碰了钉子：

人体的力线没有外观上的变化，如颈椎、腰椎曲度正常，没有侧弯，这样的腰痛、下肢痛怎么办？

风湿性疾病、类风湿疾病、强直性脊柱炎到底怎么诊断？

软组织损伤相关内科病怎样诊断？

我翻阅了很多的书，做了很多的思考和临床实践。渐修顿悟，我想到了阴阳平衡。

阴阳平衡理论在我接触软组织损伤之初，只是读读而已，感觉阴阳平衡的理论与临床是两回事。随着临床经验的积累和疑难问题的增多，用力线平衡理论以及学习的其他理论解释不了，再读阴阳平衡理论，有一种久别重逢的感觉。之前也读过很多遍，怎么就没有这种感觉呢？是因为没有遇到难题吗（实际上早就遇到难题了，只是没有深入思考，或者思考得不深入而已）？

写至此，我要说理论和实践是相互促进的。仅读理论或仅做临床都很难有大的突破。我在行医之初就读了阴阳平衡的相关理论，但读归读，到临床上用不上，没什么感悟。随着临床经验的积累和思考的深入，一些临床疑难问题如风湿性疾病、强直性脊柱炎以及一些内科疑难杂症等，确需突破和理论支撑。再读阴阳平衡理论，恍然大悟。所以我们不仅要读经典著作，更要大胆地实践并深入思考总结。理论和实践相辅相成，相互促进，学术成就便会呈螺旋状上升。既有临床实践，又有理论支撑，这样的学术成就是经得起实践检验的。当然，这里还有一个学习态度需要注意：学术成就不是一朝一夕就能取得的，急功近利、心浮气躁只会适得其反；需耐得寂寞，坐得冷板凳。须有"勤求古训，博采众方，上以疗君亲之疾，下以救贫贱之厄，中以保自身长全"的情怀。竹杖芒鞋轻胜毂，漫步杏林知酸苦，自非才高识妙术，蜡烛成灰黎明出。

在临床中，患者主诉腰痛，查体发现腰椎曲度正常，无侧弯情况，这时候力线平衡就显得力不从心了。如果应用阴阳平衡理论就顺理成章了：阴病治阳，阳病治阴，阴阳平衡。我们很快就可以知道是治前面。仔细检查腹部的腹直肌、腹内斜肌、腹外斜肌、锥状肌，很容易发现压痛的筋结、条索。腹部检查必须上至剑突、肋弓、第十二肋；下至耻骨联合、腹股沟及髂嵴。针对腹部压痛的筋结、条索治疗，腰痛很快就能缓解。

当然，我们说了，腹兼阴阳，阴中有阳，阳中有阴，因此，必须注意腹部的阴阳平衡。如果没有临床经验，或对阴阳平衡理论的认识不深入，仍然不会有好的疗效。

记得在郑州培训班上（2018年12月23日）有一位学生，右侧腰痛。她是新疆的，我的学生已经给她做了治疗。第一次治的是左侧腹直肌、腹外斜肌等，效果非常好；由于她腹部的右侧软组织损伤也很重，第二天我的学生就又给她治了右侧腹部，但腰痛如旧。我的学生大为不解。在培训班上我发现了这个问题，真的太好了，我选她当模特，查体发现腰椎有侧弯，左侧腹部仍有压痛的筋结、条索，右病（主诉右侧腰痛）治左（左腹部），阳病（腰痛）治阴（腹部）。目标已经锁定：治左侧腹部。右侧腹部也许有问题（事实上真的有压痛的筋结、条索），但不能治的。给予左侧腹部阴阳平衡埋线治疗，下床后腰痛立即消失；第二天在课堂上说，腰痛完全消失。一个多月后我在公益群里讲课，就举了这个例子。因为她是女同学，不便于说她的名字。讲课结束，她出来说话了："我就是马老师说的那个学生，效果好极了。"

通过这个病例，大家可以看出，阴阳平衡，多么实用，多么简洁，不需要绕来绕去，说得清晰明了：阳病治阴，右病左治。但要真正会用，真正达到法无定法的境界，是需要实践，需要感悟的。

我反复强调，阴阳平衡埋线疗法源于临床。我在课堂上怎么讲，分组实操时我就怎么做，理论和实践完全一致。在平时临床中，我查体是非常快的，因为通过患者的主诉、身体语言已经明确告诉我问题可能在哪儿了，查体时，其他地方基本不用动手了（当然，对于疑难杂症，还是要尽量全面查体）。但为了教会同学们，我必须细致地教他们怎么查体，怎么分析，知道为什么这样治疗。把别人教会，让他们造福一方百姓，成就每一位学生是我的出发点和立足点。好的技术必须具有很强的可复制性，阴阳平衡埋线疗法就是具有很强的可复制性。只要你具备了良好的手感，能准确地诊断出压痛的筋结、条索就可以了。然后根据阴阳平衡理论——左病右治、右病左治、上病下治、下病上治、后病前治、前病后治就行了。我在教学中发现，谁的大脑里没有别的东西，谁学得就快。有的学生说，马老师，我花了三十多万的学费到处学习，真的不如您一个人的技术好用。复训了两次后，就主要采用阴阳平衡埋线疗法的诊断思路去分析诊断治疗各种痛症。轻病用针灸、推拿、中药热敷，重病用阴阳平衡埋线。

还有一位女学员，从护理的岗位退休后，本想着学点技术，上午看几个病人，下午逛街或休息。没想到现在的病人越来越多了，整天都休息不了。但她说，累并快乐着（她退休后，仅学习了我一个培训班的技术）。

下面我来举几个运用阴阳平衡理论进行软组织损伤性疾病诊断的例子。

比如腹部手术后刀口疼痛：

临床发现，个别患者腹部手术后数年仍有刀口疼痛。查体发现，刀口处愈合好，无压痛、条索、包块及切口疝等，而对应的腰背部确有压痛非常明显的条索。用推拿或针灸治疗，治之立效。这是阴病治阳，前病后治。

再比如患者主诉颈、肩、背、胸广泛疼痛：

经查体发现，患者腰、骶、臀、下肢软组织损伤更重，压痛更甚。患者颈椎、腰椎曲度尚在正常生理范围，无明显侧弯，因此用力线平衡理论无从谈起。而用阴阳平衡理论解释就清晰明了：阳病治阴。这里的"阳"指颈、肩、背、胸（上为阳），"阴"指的是腰、骶、臀、下肢（下为阴）。

再如趾短伸肌损伤：

趾短伸肌损伤引起颈部僵硬、头晕的病例在临床中很常见。这样的患者如果没有明显的脊柱侧弯，用力线平衡理论诊断就困难了。而应用阴阳平衡理论就明白无误：阳病治阴（上为阳，下为阴）、上病下治。

以上所述是运用阴阳平衡理论对软组织损伤性疾病的病变部位进行诊断，具有明确的指向性，结合查体，诊断简单而准确。

诸如风湿性疾病、类风湿疾病、强直性脊柱炎、硬皮症、胃息肉、克罗恩病等，用力线平衡理论无法讲通，而应用阴阳平衡理论就能很明白地诊断出来：属于阴病，阴病治阳，治疗思路就有了。

比如风湿性疾病：

此类患者多有明确的受凉病史，如月子期间受凉、淋雨、大汗后冲凉（厨师多见）等。疾病由轻到重，迁延不愈，终致丧失劳动能力。

我在临床上治疗的患者，有全身浮肿二十余年者，有身体孱弱、畏寒肢冷而不思饮食者，有全身多处溃烂者等。用阴阳平衡埋线疗法治疗，效如桴鼓，有时连我自己都感叹取效之神奇。

比如克罗恩病：

克罗恩病即增生性溃疡性结肠炎，是西医普遍认为的疑难病，无特效治疗方法。运用阴阳平衡埋线疗法，从诊断上就明白了——寒证、阴病，治疗上就简单了——阴病治阳。治疗时，先治疗腹部，意即急则治标，恢复患者的饮食，减轻腹部疼痛；而后治疗四肢和背腰部，意即治本。法用阴阳平衡埋线，标本兼治，其效必著。

再如胃息肉：

我曾经治疗的一位食管胃息肉患者，胃痛，仅能喝稀饭，不能吃馒头、水果等。食管胃息肉手术后，诸症不减。给予阴阳平衡埋线疗法治疗后，日见其功，渐至痊愈。

实际上，软组织损伤也应该用阴阳平衡理论去认识。这样在诊断上清晰；治疗上思路明确，也不会再用诸如输液、水针、寒凉药物等。对初学者而言，还是先用力线平衡理论去诊断会容易一些，随着经验的积累和认识的深入，渐会达到阴阳平衡这一高度。

所以阴阳平衡理论才是最朴素、最自然的理论。"阴病治阳""阳病治阴""阴阳平衡"，这十二个字是做医生必须悟透并能熟练地而不是机械地应用于临床，才能心中了了，洞若观火。当然这确非易事，必须博览群书，勤于实践，才能渐修顿悟。

阴阳平衡理论在软组织损伤性疾病的诊断和治疗中有很重要的作用，正是基于这一理论，才让我认识了软组织损伤一个很重要的原因是阳虚阴盛之阴病，其原则即阴病治阳。可以说，阴阳平衡埋线疗法是对中医阴阳平衡理论在外治法上新的诠释和应用。

阴阳失衡，百病迭出；
阴寒不散，疼痛不歇

——疼痛的机理

《素问·痹论》曰：痛者寒气多也，有寒故痛也……其寒者，阳气少，阴气多也……

何为寒邪？

凡具有凝结、收引特性的外邪即为寒邪。

寒邪之特性如下：

1. 寒为阴邪

寒为阴邪，易伤阳气。阴盛则阳病。寒邪侵肌表、中脾胃、入少阴，人体就会出现一派寒象而表现为疼痛、手足厥冷、脉微细等症状。

2. 寒性凝滞

凝滞即凝结阻滞之意。寒性凝滞，即指寒邪侵入，易使气血津液凝结，经络阻滞。人身气血津液之所以畅行不息，全赖一身阳和之气的温煦推动。一旦阴寒之邪侵犯，阳气受阻，人体失其温煦，易使经脉气血运行不畅，终致凝滞不通，不通则痛，故疼痛是寒邪致病的重要临床表现。

3. 寒性收引

寒性收引即指寒邪进入人体，可使气血收敛而挛急，寒则气收。寒客经络关节，可见身痛脉紧，经络拘急而作痛，屈伸不利或麻木不仁。

寒邪是引起疼痛的主要原因，也是引起诸多内科病的主要原因。寒则腠理闭，气不行。人体气血津液全赖一身阳气的温煦推动。寒为阴邪，易伤阳气。阴盛则阳病，阴病治阳。所以在临床上必须以补充人体阳气为根本。据我个人临床经验，针灸、推拿、拔罐、放血等，确能治疗软组织损伤性疾病。但是，这些治疗方法仅能适用于轻度软组织损伤，且患者体质较好者。对于重度软组织损伤、体质羸弱者，往往疗效欠佳。

软组织损伤（慢性）遇寒加重，遇热则舒，中医辨证当属阴，属寒。寒则热之，阴病治阳。这就告诉我们，凡是具有补阳作用的治疗方法均可酌情应用，如中药内服外敷、针灸、推拿及我所发明的阴阳平衡埋线技术。如果人体内的阴和阳真正平衡了，不但疼痛会消除，其相关内科病也会逐渐消失。

《灵枢·经筋》指出，十二经筋的治疗方法，多数情况下治在燔针劫刺（即火针）。我们认为，软组织损伤的治疗多数应该补阳。

燔针劫刺和银质针的治疗原理都是补充热量，达到或接近阴阳平衡。

阴阳平衡埋线疗法正是在这些治疗方法的基础上，总结了每种治疗方法的优势和不足，加上本人长期的临床实践和感悟，应运而生。

阴阳平衡埋线取效之理在于生三焦之火，沟通阴阳。当人体内阳气足，阳和阴达到平衡，气血通畅，五脏六腑四肢百骸得到温养，不仅疼痛消失，有些五脏六腑的病症也能很快好转或消失。临床上遇到的风湿疾病、类风湿疾病，来诊时全身浮肿，而阴阳平衡埋线治疗结束后，四肢肿消；强直性脊柱炎给予阴阳平衡埋线治疗结束，脊柱活动度明显改善，疼痛消失大半；有的硬皮病患者经过阴阳平衡埋线后的第二天，症状明显缓解；食管胃息肉术后仍胃痛、不思饮食者，阴阳平衡埋线治疗后日渐好转，月余即完全康复。——这真的不可思议！

借我一双慧眼，识你独处藏奸

——标本兼治

《素问·标本病传论》云："故知逆与从，正行无问，知标本者，万举万当，不知标本，是谓妄行。"这是告诉我们，什么是治病的正确方法，标本兼知，标本兼治，治病必求于本。

《素问》的这段条文我读了很多遍，结合自己的临床实践，在软组织损伤性疾病方面逐渐有了比较系统、易于操作、通俗易懂的经验总结。

（一）骨盆为本，脊柱为标

万丈高楼平地起。脊柱的各种问题，包括头痛、头晕及诸多内科病（心脏病、胃病）等，多源于骨盆之失稳。很多的内科病看似源于脊柱（在脊柱做相应治疗，确有疗效），实则属于骨盆。试想：脊柱之病为何？脊柱失稳为何？树木歪斜源于根之不牢，高楼不稳源于地基之不固，脊柱失稳源于骨盆之倾斜。临床每每发现，治愈了骨盆的相关软组织损伤，骨盆恢复了正常位置，脊柱侧弯和曲度变化会逐渐恢复正常（有的病人恢复极快），不只是疼痛、麻木、发凉、肿胀、积液等症状或感觉消失，诸多的内科病也逐渐消失。余思考，这可能源于人体的脏器要依赖腔体内筋膜的牵引，以及依赖脊柱的悬挂。脊柱的弯曲及病变，脏器的位置往往也会发生改变，从而引起脏器的病变。这在临床上被屡屡验证。

从西医角度讲，骨盆内有消化系统、生殖系统、泌尿系统、循环系统、内分泌系统及相关的肌肉（如髂腰肌、腹直肌、尾骨肌、肛提肌、闭孔内肌、闭孔外肌等），对人体之重要性不言而喻。

从中医角度讲，肝经、肾经、脾经、胃经、胆经行经于骨盆，任脉、冲脉同起于胞中，督脉起于少腹以下骨中央，一源而三歧。

试以臀大肌损伤为例予以说明。

众所周知，臀大肌损伤引起的病症有很多。我通过数年的总结发现，臀大肌损伤可以引起全身各部位的病症，下至脚，上至头，后至腰，前至胸腹，包括"心脏病"等。

1. 臀大肌损伤可引起膝关节病

臀大肌损伤后，人体会本能地保护它而由其他部位的软组织代偿其功能，如远侧膝关节部位的软组织。久之，则膝关节部位的软组织会因劳损而出现疼痛、积液、弹响等。膝关节的下蹲受限、屈曲不能，表面看是股四头肌损伤而不能被动拉长，实则是股四头肌的拮抗肌损伤所致。拮抗肌包括臀大肌、腘绳肌、比目鱼肌等。当臀大肌、腘绳肌、比目鱼肌损伤得以治愈，拉力正常，则股四头肌得以休息，功能得以恢复。膝关节的疼痛、积液、弹响、下蹲受限、站立困难会立即改善，远期疗效稳定。之前我治疗膝关节病都是治膝关节局部，用各种针具松解膝关节的筋结、条索。为了减轻患者扎针时疼痛，我曾试用硬膜外麻醉（1%的利多卡因注射液，用量因人而异）。第二天患者诉效果好极了，下蹲基本正常，疼痛消失。患者连连称赞。但一星期后，症状恢复如前，效果为零。后来也做了很多的尝试，均未收到理想的效果。有一次治疗一位腰痛患者，我在查体时按、揉臀大肌上的筋结、条索，患者立即说腰痛好多了。以后的几天里，每天治疗臀大肌，患者腰痛渐渐痊愈。同时，患者还惊喜地告诉我：他多年的膝关节痛、下蹲困难也完全好了。说者无意，听者有心。我陷入了深思：这到底是什么原理呢？日积月累，经历的患者多了，我慢慢地也就想明白了。现在患者诉膝关节病症、下肢疼痛、麻木等，我一定不会忘记治疗臀大肌的，可以说对臀大肌的治疗给我带来了无穷的乐趣和成就。同样，臀大肌损伤也会引起足跟痛、踝关节痛、小腿抽筋、足底热、足底麻、跛行等。

诊断的关键在于要根据力线平衡分析是同侧臀大肌的损伤还是对侧臀大肌损伤引起的下肢病症。这才是重点，也是难点。下肢病症由对侧臀大肌损伤引起者，属中医的左病右治、右病左治。下肢病症由同侧臀大肌引起者，属中医的下病上治。这需要辨证分析。

2. 臀大肌损伤可引起腰痛

我原来治疗腰痛的思路是治腰椎（针灸、正骨等）、治骶髂关节、治股骨大转子。少数人有效果，绝大多数都不行。这个思路我用了好几年，也困惑好几年。正如上面所说，我也是在查体（按、揉）的过程中，患者说"你按这么几下，我腰疼轻多了"。效不更方，我就在臀大肌部位找压痛的筋结、条索，给予推拿、针灸治疗，效果很好。以后再来了腰痛的患者，我都如法进行，治好了相当多的患者。

但令我困惑的问题又来了：有的腰痛患者治疗臀大肌，却一点效果也没有；有的腰痛患者治疗臀大肌，反而加重了。

这是为什么呢？

当然是没有思路了，内心的尴尬可想而知。

怎么办呢？

查体、分析，再查体、再分析，我就是在这种跌跌撞撞的状态下一路走来。现在，阴阳平衡埋线疗法已经相对成熟，应用力线平衡、阴阳平衡理论分析评估，诊断就比较清楚些。回想走过的路，真的是不平坦。

如果腰痛是对侧臀大肌损伤引起者，不治对侧臀大肌会有效果吗？如果腰痛是由斜方肌损伤引起者，不治斜方肌会有效果吗？如果疼痛是由腓骨长肌损伤引起，不治腓骨长肌会有效果吗？

失败是成功之母，偶然中蕴含着必然。

现在我把软组织损伤的因果关系、根本原因及治疗思路、治疗方法系统地整理出来，奉献给大家，以期造福更多的患者。

3. 臀大肌损伤引起腰方肌疼痛

还清楚地记得一例老年男性患者：右侧腰方肌处疼痛，翻身困难。查体发现右侧腰方肌紧张，有压痛（当时没有查臀大肌）。给予右侧腰方肌中药热敷、针灸、火针治疗，患者当时说效果不错。第二天来诊时诉右侧腰方肌疼痛加重，夜不能眠。再查体，右侧臀大肌有几个条索，压痛很重。我有意多按揉了一会儿，问患者效果，患者说腰痛消失。随即用中药热敷、针灸治疗，几次就治愈了。

4. 臀大肌损伤引起腹痛

臀大肌损伤以后，腹部软组织被动拉长以减轻臀大肌的拉力。久之，腹部软组织会因劳损而导致疼痛。

一男性患者，40岁，腹痛月余。弯腰走路，不敢直腰。查体：腹部无明显异常，而臀大肌损伤很重。给予臀大肌针灸、推拿治疗，几次而愈。这是我治疗的第一例臀大肌损伤引起腹痛者。

5. 臀大肌损伤引起头晕

以左侧为例：臀大肌损伤以后，人体会左倾（或有左倾趋势）以放松左侧臀大肌。身体为了保持平衡，头向右倾，最终结果导致颈部肌群紧张，并失去平衡。而走行于颈椎两侧的椎动脉受累，导致大脑供血障碍，出现头晕。诊断的诀窍就在于全面查体，应用力线平衡、阴阳平衡理论综合分析。道法自然，法无定法。

6. 臀大肌损伤引起"心脏病"

之前治疗臀大肌损伤而心脏病痊愈，纯属歪打正着。经过几年的总结，现在终于知道了什么情况下的心脏不舒服可以治疗臀大肌。比如，患者主诉心内不适。经过颈、背、肩、前胸的检查无异常，而臀大肌确有损伤（压痛的筋结、条索），在此做预示性疗效测定，如强刺激推拿、针灸等治疗后，心内不适等症状明显好转，则诊断即可成立，否则诊断不能成立。

7. 臀大肌损伤引起手麻

以左侧损伤为例。臀大肌损伤以后，人体左倾，头向右侧倾。这样，左侧颈肩部的软组织拉紧，久之，可导致左侧手麻。

以上我只是以臀大肌损伤为例，列举了可能出现的部分病症，意即告诉大家骨盆和盆骨部位的软组织之于全身的重要性。

因此，在临床中，我们应全面查体，特别是骨盆之前倾、后仰、左右侧倾、旋转及相关软组织损伤。骨盆与脊柱互参，给予辨证论治，对全身性疾病的治疗具有重要作用。

（二）脊柱为本，四肢为标

从西医角度来说，四肢、五脏六腑的神经均根于脊柱。脊柱相关软组织损伤后，对应神经根不同程度受到卡压而出现症状，表现于四肢而为痛，为麻，为肿，为积液，为木，为凉；表现于五脏六腑则为羸弱，为心脏病，为乳腺病，为胃病，为便秘，为腹泻，为肥胖，为盆腔炎，为痛经，为夜尿次数增多，为阴道炎；表现于全身为风湿性关节炎、类风湿关节炎；表现于脊柱为强直性脊柱炎等，不一而足（当然，这些疾病不能全部定性为脊柱神经问题）。万法归一，不外太极；一分为二，不外阴阳表里。应乎人体，不外寒热虚实。认清了疾病的本质，治疗就有的放矢，而不致南辕北辙、盲人摸象。

脊柱之于全身的重要性已得到中西医的一致认可。在临床上仍有一些问题需要厘清：

1. 诊断

也就是说，患者的主诉和脊柱病变之间是否有因果关系，有怎样的因果关系。这关系到临床疗效。

据我多年临床经验总结，凡患者主诉很多，从头至脚均有不适，西医影像学、实验室检查又没有阳性体征，而脊柱有广泛软组织损伤者，治疗脊柱效果极佳。我曾治一例中年女性患者，诉头痛、头晕、心内不适、胃痛、口苦、不思饮食、腹胀、便秘、小便频数及四肢冰凉等。曾在全国多家知名医院诊治多年，无效。按"抑郁症"治疗两年余，亦无效。该患者到我诊室后，从她的面色萎黄、神疲乏力，诸多的主诉，久治不愈的病史和厚厚的检查资料，我已经知道了她的问题在脊柱。查体发现其全脊柱广泛压痛。经全脊柱阴阳平衡埋线一遍而痊愈。

像这样的患者不在少数。

还有一种情况，患者不是以内科病为主诉求治，而是以四肢疼痛、肿胀、冰凉为主诉求治。查体发现四肢问题特别多，无处下手。像这样的患者直接从脊柱入手，每获奇效。我曾治疗两例老年女性患者，双膝关节肿痛五十余年，日夜哀嚎，治脊柱一次酣然入睡；继治膝关节局部而愈。随访五年而不复发。

如果患者主诉少，比如仅有心内不适，或仅有手麻，或仅有下肢痛。这样的患者就不需要全脊柱治疗，只需按相应脊神经阶段查体，判断有无神经根卡压（触诊棘突有无偏歪、磁共振提示有无神经根受压）、软组织是否损伤（软组织僵硬、筋结条索）。可以给予预示性疗效测定，如强刺激推拿、针灸等。必须注意，有的患者预示性疗效测定真的没有疗效，因为这样的患者软组织损伤太严重，用推拿和针灸纯属病重药轻，必须直接用阴阳平衡埋线方可。

如果患者主诉为心慌、心悸、胃痛等相关内科病，查体发现其脊柱没有明显异常，应重点检查四肢病变。如前所说，腓骨长肌损伤可引起头晕，臀大肌损伤可引起心内不适，上肢软组织损伤引起憋闷、心内不适等，便是例证。

2. 治疗

脊柱相关疾病的治疗方法有正骨和针对软组织损伤的推拿、针灸等。关于正骨，我学习了好几位老师的技术，各有优点，也各有不足。比如 C7T1（颈 7 胸 1）的正骨、脊髓型颈椎病的正骨就一直困扰着我。经过长期的总结和实践，现在，包括脊髓型颈椎病在内的颈椎、腰椎正骨，我都做得比较得心应手。

值得注意的是，正骨不宜过多过频，因为椎体（包括骶髂关节）的微小错位与慢性软组织损伤存在因果关系。软组织损伤后，因挛缩导致椎体发生微小移位，人体力线失衡，以代偿受损伤的软组织。所以治愈了相关的软组织损伤以后，椎体的微小移位会自动回复原位。这方面宣蛰人教授已经做了长期的观察和总结。我在临床上也观察到，有些椎体偏歪的患者，软组织损伤治愈以后，椎体偏歪立即回复正常位置。对软组织损伤严重的患者，正骨是不会有多大作用的，徒增患者痛苦和医患双方风险而已。

我曾治一例 36 岁男性患者：腰痛 2 年，加重 1 周。在市级医院行核磁共振检查，提示腰椎间盘突出症。辗转几家市级医院，诊断是一致的，医生均建议手术。患者抱着试试看的心态求助于我。当时患者被搀扶而来，痛苦异常。查体呈强迫体位，左侧腰骶臀僵硬、疼痛、拒按，脊柱侧弯，曲度可，下肢无明显异常。根据宣蛰人教授"腰脊椎三种试验"检查阴性，诊断椎管外左侧腰、骶、臀部软组织损伤。给予中药热敷（由于患者腰骶臀疼痛较重，无法进行正骨治疗）及阴阳平衡埋线治疗。治疗后让患者休息 30 分钟，下床后行走自如，竟说病已好大半。家属及随行人员皆目瞪口呆。

对于这名患者，仅做了中药热敷、阴阳平衡埋线治疗，没办法做正骨，因为腰骶臀软组织损伤太重，稍一动身体疼痛就忍受不了。20 天后随诊，诉腰骶臀疼痛完全消失，相关软组织无僵硬，无压痛，腰椎侧弯已完全正常。这说明只要软组织损伤治愈，脊柱的侧弯、曲度的过大或变直、椎体的偏歪，都会自动得以复位。

再比如 C7T1 椎体偏歪，颈椎、胸椎一侧疼痛严重。相关软组织给予治疗后，再查 C7T1 椎体已基本恢复正常。这在临床上已成为一种共识。

当然这不是说正骨不重要。如果软组织损伤的治疗和正骨同步进行，效果是 1+1 > 2 的，特别是对于 C1C2（颈 1 颈 2）和 C7T1 椎体的偏歪，正骨后疗效是非常好的。脊髓型颈椎病在治疗相关软组织（必须以治疗软组织损伤为重点）的同时加以正骨，疗效超出想象得好。我在临床上对脊髓型颈椎病都是先正骨再治疗相关软组织，疗效相当可靠。

我还治疗过这样的患者：患儿，男，2 岁，翻白眼、流口水 3 天。其父母诉患儿 3 天前从床上跌落下来，无昏迷、无出血。颅脑磁共振无异常。结果查体发现 C1C2 错位。给予仰头扶正法正骨，一次即愈。

（三）脾胃为本，余则为标

《素问·灵兰秘典论》曰："脾胃者，仓廪之官，五味出焉。"五味入口藏于胃，以养五脏气。胃者，水谷之海，六腑之大原也，主润宗筋，生命之源。是以五脏六腑之气味，皆出于胃。六腑之中，以胃为要。胃者，阳明多气多血之腑，所谓阳者，胃脘之阳也。道生于一，一者太极也，一身性命之根蒂，皆在于胃气。

《素问·刺法论》云："脾者，谏议之官，智周出焉。"脾者，仓廪之本，荣之居也。其华在唇四白，其充在肌，通于土气，孤脏以灌四旁。脾主肌肉，主四肢，为胃行津液。脾者，后天之本，化生气血；脾为五味化生之源，蒸腐水谷，生化胃气，生金合水，养肺护肾。

从以上各种经典论述可以看出脾胃对于人体的重要性。

我曾治一例硬皮病患者，现分享如下。

某女性患者，43 岁。来诊主诉很多，如四肢冰凉、头晕失眠、胃痛不能食、便秘（每次大便必须灌肠）、小便频数。找我就诊时是阳历 11 月 23 日，身上穿两件棉袄、一件马夹。（此病例是培训班上的模特）

治疗：胃脘区、肝胆区给予阴阳平衡埋线疗法各 1 次。第二天诸症完全消失。如非亲见，实难相信。

临床上凡是身体羸瘦、面色萎黄、体虚乏力、不思饮食、四肢冰凉、全身浮肿者，均应先调脾胃，而不应先治其四肢之疼痛或颈椎病之头晕，以及腰椎病之下肢肿、痛、凉。脾胃给予治疗后，饮食增加，气血得以恢复，则人体的各种病症都会程度不同地改善，然后再给予针对性地治疗其四肢、脊柱等。

《素问·刺法论》："正气存内，邪不可干。"

《素问·评热病论》："邪之所凑，其气必虚。"风雨寒热，不得虚邪，不能独伤人，内伤脾胃，百病由生。

这些论述就是强调：人体患病是因为体内的正气虚弱，不能抵御外邪。治疗疾病的一个最重要的基本原则就是保养正气，护养脾胃。

调养脾胃的方法有多种，如大饱伤脾，饮食上适当注意不要吃得太饱；久坐伤肉劳于脾，就有了"饭后百步走，活到九十九"之说；思虑伤脾，便有了林黛玉香消玉殒的千年一叹……所以从饮食、运动、情志等诸方面都应注意顾护脾胃，正所谓善养者养其内。

除了脾胃，肝胆区的调治也很重要。为什么治肝胆区呢？

大家都知道，肝分泌胆汁，胆囊存储，以助消化。当进食后，特别是进食油腻食物后，胆囊内胆汁即进入肠道参与消化。这是一个正常的生理过程。如果肝胆区软组织损伤，形成筋结条索，经络、气血不通畅，导致肝胆分泌、排出胆汁功能失调，就会出现消化功能失常。

肝胆为什么会出现功能失常呢？明清陈士铎在《外经微言》中有载，岐伯曰：胆之汁主藏，胆之气主泄，故喜通不喜塞也。而胆之气又最易塞，一遇外寒，胆气不通矣，一遇内郁，胆气不通也，单补肾水，不舒胆木，则木中之火不能外泄，势必下克脾胃之土，木土交战，多致胆气不平，非助火以刑肺，必耗水以亏肝，于是胆郁肝亦郁矣，肝胆交郁，其塞益甚，故必解郁为先，不可徒补肾水也。少师曰：肝胆同郁，将独解胆木之塞乎？岐伯曰：郁同而解郁，乌可异哉。胆郁而肝亦郁，肝舒而胆亦舒，舒胆之后，济之补水，则水荫木以敷荣，木得水而调达，即不绝肝之血，有不生心之液者乎？自此三焦得木气以为根，即包络亦得胆气以为助，十二经无不取决于胆也，何忧匮乏哉？

陈士铎曰：肝胆同为表里，肝盛则胆盛，肝衰则胆衰，所以治胆以治肝为先，肝易于郁，而胆之易郁又宁与肝殊乎？故治胆必治肝也。

我在临床上观察到，凡身体羸瘦、食少不化者，必治脾胃为先，肝胆同治。脾胃属土，肝胆属木，木土相亲互爱也。

（四）原发为本，继发为标

我们常说：治病必求于本。软组织损伤性疾病里的这个"本"，就是原发病变；患者的主诉不适部位往往是"标"。通过四诊合参，必须找到这个原发病变并给予治疗，患者的主诉不适会迎刃而解。如果标本不清，则治疗上无异于隔靴挠痒。

例如，脚扭伤以后，人体会本能地保护受伤的脚，身体必然做出一系列功能和姿势上的调整，最终导致脊柱代偿性的曲度变化和倾斜。日久会引起腰痛，甚则头晕。这种腰痛或头晕的主诉，是症状，而不是问题的根本。通过全身查体、力线分析，找到原发病变，即扭伤的脚。扭伤的脚得以治愈后，人体力线恢复正常，这类腰痛和头晕会随之好转或消失，远期疗效稳定。

再如臀大肌损伤以后引起头晕及下肢的肿、痛、麻。这里的臀大肌损伤就是原发病变，是"本"；而头晕、下肢的肿痛及腰痛是"标"，是继发病变。臀大肌治愈后，其他症状逐渐消失。但如果病变迁延日久，则下肢和腰椎、颈椎也会有继发性的软组织损伤，也应给予治疗，这叫标本同治。

（五）急则治标，缓则治本，标本兼治

在不少情况下，患者的主诉部位疼痛难忍，虽然我们知道这是标，而不是本，但也应先治其主诉部位（标），待症状缓解后再治本。这叫急则治标，缓则治本，标和本同治。

比如有些"心脏病"患者，主诉心前区部位疼痛难忍，严重影响工作和睡眠。虽然我们知道心前区部位软组织损伤是"标"，而脊柱才是"本"，但我们仍然应先治标，减轻患者痛苦，为治本争取时间、创造条件。等标病得以缓解后，仍应集中精力治本。

如果患者主诉是颈、背、肩软组织疼痛严重，影响工作、入眠，经查体发现其"本"是腰骶臀部软组织损伤，治疗仍应先治疗其主诉部位，即颈背肩软组织损伤，而非腰骶臀部位软组织损伤。待颈、背、肩这些软组织疼痛明显减轻后再治"本"，即腰骶臀部位软组织损伤。这叫急则治标，缓则治本，标和本兼治。

标本缓急是从属于"治病必求于本"这一根本大法的，并相辅相成的。

（六）标本俱急，治疗上亦标亦本

当患者表现为全身广泛软组织损伤、无处不痛时，应先治患者主诉最痛苦的部位，待患者病情稳定、条件允许后再治疗原发病变。这叫亦标亦本。

标和本是相对的，是可以转化的，临证时需灵活掌握，不可拘泥。归根结底需要弄清疾病的本质，把握因果关系，心中了了，从容不迫，才能日见其功。

凡微知著须三顾，樵梗多在柳暗处

——治而不效怎么办?

治而不效的根本原因是诊断不准，没有特效的治疗方法。

我在行医之初，对疾病的认识局限片面，执一方而待患者。例如曾治疗一位 62 岁的女性患者，腰痛，弯腰扫地时加重。我给予全脊柱及骶髂关节银质针治疗，1 个疗程结束，毫无寸效。这让我极为尴尬。原因何在? 再次详细地查体后发现，斜方肌肌腹存在广泛压痛。在斜方肌肌腹上做推拿，治疗 1 次后疼痛消失大半，治疗 4 次后病愈。

这个病例当时对我的震动很大。患者对我十分信任，承受了全脊柱银质针的痛苦却毫无寸效。我从"胸有成竹"到"一筹莫展"，感觉愧对患者。由此可以看出诊断的重要性。诊断正确，如有神助；诊断错误，对牛弹琴。这个病例我思考了很长时间，有不少感悟。斜方肌损伤后，人体会本能地保护它，而由其他部位（如腰部）软组织代偿其功能，久之则其他部位（如腰部）软组织因劳损而出现腰痛、弯腰受限等。对于任何一个"简单"的病症，在诊断上都不可掉以轻心。全身查体是避免误诊的重要手段。我发现，但凡治而不效，多是查体不仔细，没有找到原发病变，独处藏奸。我现在反复强调全面查体，这是经验之谈。还清楚地记得当年外科实习时，老师查房，让我们背病历，一字都不能差。那时，对于每一例外科住院病人的主诉、病史、查体、辅助检查都是没有一丝马虎的。所以与其说背病历，不如说把患者的情况口述了一遍。二十余年来，外科手术做起来得心应手，与老师当年的严格要求密不可分。

从事软组织损伤工作以后，起初由于不了解软组织损伤之因果关系，导致在临床上没有认识到全身查体的重要性。趾短伸肌损伤可引起腰痛，三角肌前束损伤可引起腰痛等，这些都是在临床上反复碰壁总结出来的，用代偿与失代偿理论和阴阳平衡理论能清晰解释它们与腰痛的因果关系。实践出真知，理论源于实践。

仅做到全身查体也是不够的。因为即使做到全身查体，也未必能准确判断出"证"与"因"的关系。比如患者全身有多处软组织损伤，到底哪些软组织损伤与"证"有因果关系呢？这要用力线平衡分析之，阴阳平衡评估之。比如右侧腰痛，腰椎曲度及侧弯情况无明显变化，就用右病左治、后病前治，治左侧腹部即可。但如果评估不准，就会治而不效，甚至加重。（下文病例分享里有这样的典型病例）

上面说的是查体的重要性，是正确诊断的前提。

实际上，《软组织外科学》就有非常详细的、具体的查体方法和规程。在此基础之上，运用力线平衡理论和阴阳平衡理论分析"证"与"因"，用代偿与失代偿理论解释"证"与"因"。这样，在诊断上就明确了，在治疗上就有定力了，不会因没有即时效果而动摇。

因此，在查体时应详细询问患者疼痛产生的原因、诱发因素、时间长短、什么情况下会加重、什么情况下会减轻及就诊的全过程，一一记录在案。

比如腰痛，有的患者坐位时会减轻，站立时加重，这种情况多治疗前面。而有的患者站立时减轻，坐位时加重，这种情况多治疗后面。同样是腰痛，治疗方向就会截然不同。通过问诊，就可以大概判断出病之根本在前在后、在左在右，不至于盲无目的。它可以给我们以方向，非常重要。

仔细询问有无手术史、外伤史及职业情况，可以给我们的诊治提供有价值的信息。比如患者主诉腰痛，曾有腹部手术史，且术后刀口恢复不佳。查体发现腹部手术刀口区域有压痛之筋结、条索，那么诊断就比较清晰了——治腹部。

所以，当患者主诉腰痛时，我们要询问腰痛的原因，如是否由外伤引起，是否由腹部手术引起，是否由脚扭伤引起，是否由颈椎病引起等。如果腰的一侧痛，治疗多考虑对侧的腹部或臀部；如果是胸12处疼痛（单侧），多考虑臀大肌损伤；如果是骶髂关节痛，多考虑竖脊肌中上段损伤；如果骶髂关节及臀部均痛，考虑三角肌损伤；骶尾部痛不仅考虑颈椎软组织损伤，还要注意腹直肌下段及锥状肌损伤。

再如头晕，要问清楚头晕在什么情况下会加重，什么情况下会减轻。有的患者只有低头寻物时会头晕，其他任何姿势都不晕，多考虑斜角肌问题；低头晕，仰头好些，要考虑前胸部软组织损伤；坐位时头晕加重，站立减轻，要考虑腰臀部软组织损伤；站立加重，坐位减轻，考虑腹部软组织损伤。

对膝关节痛、肿、积液等不以问诊为主。不管是上楼疼痛加重、下楼疼痛加重、下蹲受限、站立困难等，应以全身查体、力线分析为主，诊断出损伤的软组织即可。

还有一种情况：经查体、力线平衡分析，已找到原发病变，比如腹直肌损伤，那该怎么治疗呢？回想我自己的治疗方法，包括针灸、火针、放血等多种治疗方法用尽，腹部扎得惨不忍睹，但查体时发现腹直肌条索依旧，甚至比治疗前还硬、还痛。既然世界上万事万物存在着相生相克的关系，那么我怎么才能找到"相克"的治疗方法呢？直到阴阳平衡埋线疗法的确立，我才真正明白：条索只是软组织损伤的一种表现形式而已，软组织损伤很多是寒邪致病，属阳虚阴盛之阴病。那么根据阴病治阳的原理，治疗上只需补阳即可。现在清楚了，为什么那么粗、那么长的针作用于人体而无效的根本原因。会当凌绝顶，一览众山小。从某种程度上说，阴阳平衡埋线疗法在软组织损伤的诊断和治疗上迈出了决定性的一步。

此外，还有一种情况是：诊断正确，治疗方法正确（阴阳平衡埋线），患者的即时效果非常好，但几天后效果却为零。这是什么原因呢？经过再次查体，通过力线平衡分析、阴阳平衡评估之后，发现原治疗部位仍有很多"遗漏"的压痛的条索。这实属"病重药轻"。对这些"遗漏"的压痛的条索给予阴阳平衡埋线治疗，效果才得以稳定。

最后还有一点要强调，并不是所有的疼痛病都适合阴阳平衡埋线疗法。比如我曾治疗过一例颈椎痛患者，女性，36岁，右侧颈椎痛3月余。查体符合软组织损伤之表现：右侧斜角肌上束、胸锁乳突肌乳突端有压痛的条索。给予阴阳平衡埋线治疗两次，无效。随即颈椎磁共振检查证实颈 2 横突骨癌。

还有一例老年男性患者，右下肢疼痛月余。经查体发现腰、骶、臀、下肢存在广泛条索压痛。按软组织损伤治疗一周无效。后查彩超证实右下肢深静脉血栓形成。这例患者是右下肢深静脉血栓与腰、骶、臀、下肢软组织损伤同时存在，容易误诊。

医者，必心存敬畏之心；医者，必读万卷书，行万里路。

既显而易见，更复杂多变

——软组织损伤的特殊表现

软组织损伤的特殊表现有类炎症反应，大面积的僵硬无痛区域，积液（盆腔积液、膝关节积液等），内科病如心脏病、哮喘、胃病、便秘、慢性肠炎、痛经等。对这些特殊的表现应给予正确认识，才能从诊断上明确病因，治疗上有的放矢，而不致盲人摸象，南辕北辙。

（一）类炎症反应

这是软组织损伤的一种特殊表现形式。患处一般有红肿热痛及功能障碍。如临床经验不足，很容易诊断为炎症，并给予抗生素治疗，但一般不会有多大效果。

我的母亲，80岁，曾经无明显诱因出现右腰骶部红肿热痛，面积约 10cm×15cm，肿胀明显，伴有功能障碍，坐、站及行走困难。我十分担心，立即带去市中心医院检查：血常规无异常；腰椎 X 线片提示腰椎骨质增生；腰椎磁共振提示腰椎管狭窄、腰椎间盘突出、L2～L3（腰2～腰3）椎体压缩性骨折、皮下筋膜炎。排除了椎管内肿瘤、结核及感染等病变后，给予右腰骶部红肿热痛区域阴阳平衡埋线（睡觉前进行治疗）。夜里起床小便时，我发现大部分线体已脱落（母亲近两年患老年痴呆，可能不自觉把线挠掉了）。但让我意外的是，第二天上午，红肿热痛区域已基本正常（治疗后约 12 小时）。这让我喜极而泣，同时也再次为阴阳平衡埋线疗法的捷效而震惊。

母亲这个病例，我当时做了相关的辅助检查，目的就是要排除椎管内占位、结核、脓肿等病变，以免误诊。

有了母亲这个病例的经验，我又试着对手术后切口有红肿现象的病例给予阴阳平衡埋线治疗。结果发现，手术后切口有红肿，排除切口内积液、感染后，给予阴阳平衡埋线治疗，红肿会很快消失，这比输液应用抗生素要见效快且彻底，所以患者也乐于接受。包括术后数年，切口仍有肿、硬、痛者，或切口上下有压痛的筋结条索者，给予阴阳平衡埋线治疗后，均可很快消失。通常在临床对术后数年切口有肿、硬、痛或条索者，常规处理是热敷、口服消炎类药物等，无特效治疗手段。

（二）大面积的僵硬无痛区域

软组织损伤的另一种特殊表现形式是大面积的僵硬无痛区域。

我曾治疗一例老年女性患者，来诊时主诉右脚发木，没有知觉。经查体发现右臀大肌、右阔筋膜张肌僵硬如木板，无痛。我给予腰椎骶髂关节及右臀大肌、右阔筋膜张肌银质针、粗火针、中药热敷、放血、发疱灸等治疗，僵硬依旧，毫无寸效，无奈只得放弃。后来，应用阴阳平衡埋线技术，一次而愈（患者与我同住一个小区，对我很信任）。

对于医生来说，最让人快乐的事情是什么？最让人快乐的事情不是行医挣钱，而是在医术上解决了不曾解决的问题，在医道上实现了自我蜕变！

（三）积液

积液也是软组织损伤的表现形式之一。

但结核、癌变之膝关节积液、胸腔积液，肝硬化之腹水，不属软组织损伤，当然也不是阴阳平衡埋线疗法的治疗范畴。

属于软组织损伤引起的积液，包括膝关节积液、盆腔积液。

盆腔积液（彩超可诊断）、膝关节积液（磁共振检查可诊断），表面看是盆腔、膝关节出了问题，但其实质仍是软组织损伤导致气血不通所致。严格地说，是阴阳失衡之阳虚阴盛之阴病。肾中之水，得三焦之火而生；膀胱之水，得三焦之火而化。火与水合，消其寒，息其热，实有既济之欢也。三焦者，阳气之父也。人得阳则生，得阳则健。临床每每发现，治愈了腹部和腰骶部相关软组织以后，盆腔积液很快消失；治愈了诸如臀大肌、比目鱼肌等软组织损伤以后，膝关节积液立即或逐渐消失。这证明了盆腔积液、膝关节积液与相关软组织损伤也会存在着因果关系。

鉴于此，对于传统的治疗此类盆腔积液、膝关节积液时应用抗生素、激素等方法应该慎重。

（四）部分内科疾病

还有一类软组织损伤在临床中表现为内科疾病。此类疾病很多，诸如心脏病、哮喘、胃病、慢性肠炎、痛经、月子病等。

这类疾病的治疗原则是首先经相关专科检查，如冠状动脉造影排除器质性心脏病；哮喘需排除心源性哮喘（左心衰竭）、气管病变如肺癌等；对"胃病"患者，应高度注意心脏病的可能。

经相关专科检查，找不到明确病因，如心脏病经心血管造影检查结果呈阴性，而颈、胸、腰、骶或胸、腹、耻骨联合有压痛的筋结条索等，符合软组织损伤的表现者，即可诊断为软组织损伤相关内科病。

特别需要注意的是，有些患者有内科病之表现，相关专科检查阴性，而全身软组织检查也无阳性发现，这样的患者其实是多裂肌、回旋肌损伤卡压神经根所致。宣蛰人教授著的《软组织外科学》和我发明的阴阳平衡埋线技术已反复证明了这一点。在临床中，对主诉很多，包括全身疼痛在内的内科病患者，直接给予脊柱阴阳平衡埋线治疗，每每能有峰回路转、柳岸花明的感觉。

需要强调的是，脊柱埋线和夹脊穴埋线，对手法和技术要求比较高，必须熟练掌握阴阳平衡埋线疗法，否则会有一定的风险。

无从下手，就提纲挈领抓"冤头债主"

——软组织损伤性疾病的诊断中应注意的几个问题

软组织损伤性疾病种类繁多，在对其进行诊断治疗时，还应注意以下几个问题。

（一）全面查体

对于来诊患者，首先检查生命体征，特别注意血压是否正常。如有的患者舒张压超过 160mmHg 却无任何症状，这对医患双方都有很大风险，应予注意。一般来说，舒张压应在 100mmHg 以下较为安全。

从中医角度，对患者的精气神进行评估。观察患者沟通时语言是否流利、头脑反应是否灵敏、眼睛是否有神、面色是否正常、睡眠及饮食情况等。这往往还可提示患者的心功能情况。如果患者头脑反应迟钝、语言低微无力、双眼无神、面色灰暗、饮食入眠差，应借助于辅助检查如心电图、心血管造影等进行综合评估，以除外器质性心脏病。

应特别警惕以"胃病"为主诉的患者。对以"胃病"为主诉的患者，如果查体发现脊柱 T7～T12（胸 7～胸 12）无明显的压痛或条索，胃脘区、肝胆区或下腹部无压痛的筋结条索，且患者精气神很差，应高度警惕心脏病。此种情况下切不可轻易实施埋线操作。

（二）恰当应用力线平衡理论

在全面查体的基础上，必须应用力线平衡理论给予分析。软组织损伤多是肌肉群的损伤，鲜有一块肌肉损伤者。比如有的双侧臀大肌、双侧比目鱼肌、双侧腹直肌等都有损伤，只是损伤的程度不同而已。那么治疗上是两侧同时治，还是有轻重缓急呢？很显然，这必须弄清楚先治何处，后治何处，为什么呢？据我临床经验，必须根据力线平衡理论分析之，而力线平衡最核心的尺度是腰椎。应根据腰椎曲度大小定前后，根据腰椎侧弯情况定左右。舍此，别无他法。当我们定了左右和前后之后，再结合压痛点（条索）强刺激推拿或压痛点（条索）针灸给予预示性疗效测定以验证诊断是否正确。如果疗效稳定，日见其功，说明诊断是正确的；如果疗效不稳定，或治而不效，应重新评估诊断是否正确，治疗方法是否属病重药轻，或非阴阳平衡埋线疗法之所宜。

必须指出的是，对于重度软组织损伤，应用压痛点（条索）强刺激推拿、针灸做预示性疗效测定可能无效。因为这纯属病重药轻。在肯定诊断正确的前提下，可直接给予阴阳平衡埋线治疗。

对于腰椎曲度在正常生理范围、无明显侧弯情况者，力线平衡就无能为力了。这时，用阴阳平衡理论即后病前治、前病后治、左病右治、右病左治、上病下治、下病上治，但仍需结合压痛点（条索）强刺激推拿、压痛点（条索）针灸治疗，以确定诊断是否正确。

当然，对于腰椎曲度变化明显，如明显过大或变直，侧弯明显者，应用阴阳平衡埋线理论在诊断上更容易。但对于初学者来说，阴阳平衡理论可操作性不强，比较抽象。所以，对于简单的病例，还是应用力线平衡理论解释更明白些。随着临床经验的积累和认识的深入，会发现还是阴阳平衡理论好用，简单明了。

（三）认清疾病本质

正如前述，患者的脊柱曲度正常，无侧弯情况，这时候应用力线平衡理论就行不通，而阴阳平衡理论能正确地诊断出原发病变的大致方位。比如右侧臀部及下肢疼痛、发麻等，腰椎曲度和侧弯情况在正常的生理范围。根据"右病左治"的理论，检查左侧的腹直肌、比目鱼肌及左侧的臀大肌、阔筋膜张肌等，快捷而准确。再比如腰痛，腰椎曲度在正常的生理范围，无侧弯，诊断上用后病前治的理论，检查腹部及下肢（阴经循行部位）软组织即可。再如膝关节痛，查体发现腰椎曲度正常，无侧弯，应用阳病治阴（动者为阳，膝关节为阳；膝关节上下方的软组织为阴），查找同侧比目鱼肌、臀大肌、内收肌即可。

患者的主诉很多，包括诸多的内科病在内的全身无处不痛。如果在诊断上不能清晰认识疾病本质，则会出现"老虎吃天，无处下嘴"的困惑。在阴阳平衡埋线疗法确立之前，我是头痛治头，脚痛治脚，陷入疲于应付之境地。现在随着阴阳平衡埋线疗法理论的日渐成熟，对疾病也逐渐有了本质的认识，知道了这类疾病应从全身这个整体去认识，从阴阳平衡这个高度去把握。这类疾病属阴阳失衡之阴盛阳虚，属阴病，可以阴病治阳。我们已经知道，脊柱为本，五脏六腑、四肢百骸为标。所以治疗方法也清晰了。病症虽多，实则易治。

诸如风湿性关节炎、类风湿关节炎、强直性脊柱炎、硬皮病等。此类疾病在目前医学界可谓是"疑难重症"，或者说"不死的癌症"。医生束手无策，患者无奈认命。

原来对于此类疾病，我也不敢接手。现在诊断上认清了疾病的本质，治疗上有了新的的方法，此类疾病我就能接手治疗了。

清楚记得多年前的一个案例：某女，68岁，全身浮肿30余年来诊。自诉30年前因"流产受凉"，致全身疼痛，怕冷。期间四处求治，病情却日渐加重。近20天来，全身肿胀加重，不能进食。在省级医院辗转求治，诸多检查结果均未发现异常。医者无方，患者无奈只好回家"坐以待毙"。后听同村患者介绍，遂求治于我。来诊时已不饮食水3天。查体：神清，精神差，全身高度水肿，无处不痛，腹大如鼓。结合病史及辅助检查（外院已经做了详细的检查），此病诊断为阴阳失衡之阴病。阴病治阳。给予脊柱阴阳平衡埋线，先治脊柱T9～L5（胸9～腰5）区域。当天夜里（治疗后10小时左右）水肿即消失大半，要求进食。继治十余次而告痊愈。现在此患者身体健康，能从事日常劳作。

（四）注意鉴别诊断

有些疾病，软组织损伤会与其他疾病并存。比如头晕：椎动脉受累导致大脑供血不足，可导致头晕，而颅内病变也会引起头晕。应借助辅助检查如颅脑磁共振以鉴别之，必要时请相关专业

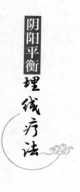
人员会诊。对膝关节痛，必须排除膝关节内游离体、结核、癌变等。对下肢疼痛伴肿胀（个别患者肿胀不明显），应常规彩超检查以排除股动脉、股静脉病变。对颈椎病、腰椎病常规给予 X 线片检查和磁共振检查，以排除骨癌、脊髓空洞、椎管内占位等。

生水谷精微，立后天之本

——天下粮仓：腹部的重要性

中原"腹"地历来是"医"家必争之地。因此，腹部之于人体的重要性应引起医务工作者的足够重视，并应对之进行深入细致的研究。

中医学认为，腹为阴，背为阳；脏为阴，腑为阳。全身的经络与腹部均有密不可分的关系。在腹部循行的经络有任脉、冲脉、肝经、肾经、胃经、胆经（行于身侧，沟通阴阳）。这些经络如果发生瘀堵（西医诊断当有筋结、条索或僵硬的、虚软的组织），人体便会表现诸多的病症如胃息肉、食管息肉、胆囊息肉、肠息肉、胃溃疡、十二指肠溃疡、增生性溃疡性结肠炎、慢性肠炎、便秘、尿失禁、尿道口灼痛、尿频、盆腔炎、痛经、阴道痛、性交痛、膝关节痛、下肢凉、腰痛、腰硬及心慌、胸闷、头晕，也可以出现食而不化、消瘦、四肢冰凉等。

1. 肝胆疾病

胃者，"水谷之海"，亦为"五脏六腑之海"，生命之源。六腑之中，以胃为要。胃者，阳明多气多血之腑，与心包别通。这提示我们临床上对体瘦羸弱者，应注意对胃的调理。不仅要注意对胃脘区的调理，还要注意对肝胆区筋结条索的处理。脾胃属土，肝胆属木，土木相亲互爱。肝胆之木得脾胃之土才能生发生长，脾胃之土得肝胆之木才能温润肥沃。

对肝硬化、肝炎、胆囊炎的患者，必须从治脾胃入手，兼治肝胆，正如医圣张仲景所说，"上工治未病，何也？师曰：夫治未病者，见肝之病，知肝传脾，当先实脾，四季脾旺（王）不受邪""中工不晓相传，见肝之病，不解实脾，唯治肝也"。同样的，对食管胃息肉、胃溃疡、胃痛等，治疗必须从肝胆论治，兼治脾胃，切不可本末倒置。

肝胆木郁如受凉、长期心情抑郁，可出现肺部病症如肺结核、胸膜炎、慢性咳嗽等。看似表现为肺部病症，治疗必须从疏肝入手，兼补脾胃即可。肝胆之木得疏，脾胃之土得以温润自能生金，诚所谓培土生金之意。临床上治肺病既要培土生金，更要疏肝利胆。疏肝利胆是治本，培土生金是治标。直接治肺则南辕北辙。

阴阳平衡埋线疗法治食管胃息肉、硬皮病都是重点治疗肝胆区筋结条索，辅以治疗胃脘区筋结条索。第二天患者即诉咳嗽、胃痛、不思饮食等诸症减轻或消失。此种病例如非亲见，只是耳闻，定会让人哂笑。

同样的，脾胃出现问题也会表现为肝胆病症。如阳明腑实证出现口苦咽干之症。如果单从口苦咽干看，貌似肝胆病症，治疗却应从脾胃入手，即泻阳明腑实即可。理通法自效。

2. 消化系统息肉、溃疡病

对食管、胃、肠道之息肉、溃疡，治疗腹部之筋结条索特效；当然对于四肢的筋结条索也应一并治疗。临床经常见到，患者在内镜下行食管胃息肉摘除术后，症状未见改变；而通过治疗腹部、四肢（阴经循行部位之筋结条索）和脊柱相关筋结条索后，则疗效稳定，身体很快恢复正常。对胃痛的患者也是在腹部找压痛的筋结条索，并给予阴阳平衡埋线。

我曾治一例胃痛患者：男，56岁，胃痛十余年。胃痛与饮食无关，走平坦路也无症状，但走崎岖路时必然胃痛而不能行走。患者自述十余年来，看遍了省城的诸多医院，吃的中药记不清有多少副了。查体发现：神志清，精神好，营养好，心肺无异常，右上腹肝胆区有数个条索，有压痛，余无异常。遂对右上腹的条索给予阴阳平衡埋线治疗，立愈。患者不敢相信疗效，每天必故意走数公里崎岖之路以验证。

3. 增生性溃疡性结肠炎（克罗恩病）

众所周知，万物不外阴阳。一般临床中的增生性溃疡性结肠炎辨证当属寒，属阴，属阳虚阴盛之阴病。阴病当治阳。三焦者，阳气之父也；肝胆为三焦之母，亦为三焦之家。胆者，中正之官，主出决断。凡十一脏，皆取决于胆也。胆木不疏，不能生三焦之火，则人体上下一派虚寒。胆木得疏，三焦自然旺盛，人体自然健康。这正是阴阳平衡埋线能治疗沉寒痼冷的理论所在。所以，这类疾病在腹部筋结条索、背部筋结条索及四肢阴经循行部位的筋结条索处进行治疗，每获奇效。

中医理论源于对自然的感悟。同样的，又要接受实践的检验。

所谓"疑难"病，是因为没有认识到疾病的发病机理，没有认清疾病的本质。如果认清了疾病的本质，治疗上应该是有办法的。无论何种慢性疾病，都应从阴阳的角度去分析其本质，并根据阴阳五行生克规律辨证论治。阴阳平衡埋线疗法正是从阴阳的角度认识软组织损伤属阳虚阴盛之阴证，并根据五行生克即巽木生三焦之火进而有了实质性的突破。

诚然，任何一种技术的突破必有其固有的规律，即扎实的中西医理论基础、大量的临床实践、长期的艰苦的总结比对。成功的背后是青灯黄卷，坐得冷板凳，耐得寂寞。

4. 胆囊息肉、胆囊炎

对于胆囊息肉、胆囊炎患者，首先应行相关检查以排除癌变。然后仔细检查右上腹肝胆区之筋结条索和天枢穴上下之腹直肌条索（肝与大肠别通），通过阴阳平衡埋线治疗效果十分明显。

5. 慢性肠炎

慢性肠炎也是医学上的疑难病，常规治疗不外温中祛寒、补脾益肠的思路。但如果患者经若干年或数十年以上的治疗，仍不能痊愈者，便足以说明治疗思路或治疗方法之不足。而在腹部，通常多配合腰部同时治疗相应的筋结条索，对于此类患者疗效立现，且远期疗效很好，这足以说明阴阳平衡埋线疗法的思路正确。临床每每见到应用阴阳平衡埋线治疗腹部、腰部后，对于一些内伤杂病疗效立现，且远期疗效递增，患者的体质日渐恢复，数十年不愈的慢性疾病在十数日或月余即完全康复，内心的喜悦感真是油然而生。

6. 便秘

便秘的原因很多，在此专讨论软组织损伤引起的便秘。

因腹兼阴阳，脾脉气通于腹。脾主运化水谷精微，化生气血。肝胆木郁，不能助脾土运化水谷精微，气血通而不畅而为肿、为积液、为痛、为小便频数、为便秘。

在治疗时，不仅要治天枢穴，而且还要治疗天枢穴上下腹直肌条索（大肠募天枢）。天枢穴就在胃经上，所以胃经的任何瘀堵都可能与便秘有因果关系。在治疗上不可拘泥于一穴或数穴，而应重在整条或数条经络的治疗。右上腹肝胆区的筋结条索也应给予仔细检查并治疗（肝与大肠别通）。治肝胆即治大肠。传统的服用泻药的方法有时只会加重便秘。

7. 尿失禁

从西医角度说，尿失禁是尿道括约肌损伤所致，需手术治疗。在阴阳平衡埋线疗法确立之前，我都是采用手术治疗。阴阳平衡埋线疗法确立后，此类疾病均经治疗下腹部、耻骨联合上下区域和腰骶区域软组织而治愈。

令人感到奇怪的是，对于手术引起的尿失禁，经阴阳平衡埋线疗法诊断治疗，竟也能治愈（此类病例仅遇到一例，还有待在临床中进一步验证）。这个问题我专门和相关专科医生探讨过，认为手术后尿失禁属损伤神经所致，与软组织损伤无因果关系。看来我们的认识还很有限，也许，这需要从基础医学方面研究才能解释明白，而不能单凭"神经损伤"一说。

8. 膝关节痛

中医认为，胃有疾，沉于两膝；膝为筋会，肝主筋；肾有疾，藏于两腘，腰为肾之府。从中可以清晰知道，膝关节的病症应从腹部（包括腰椎）辨证施治。通过对肝经、肾经、胃经的筋结条索治疗，膝痛竟神奇地消失。当然，这必须结合腰椎力线平衡综合分析。

9. 下肢凉

人体六腑如能正常地发挥各自的功能，则气血旺盛，身体健康。如六腑不能正常地工作，人体便没有充足的气血供应，五脏六腑、四肢百骸便失温养，而出现一派不足之症如消瘦、乏力、四肢不温等。在治疗腹部的同时，应注意支配下肢的神经之松解。如股神经、股外侧皮神经、腓总神经、踝管之胫神经卡压，均可引起下肢冰凉。

10. 腰痛、腰硬

背腰为阳，腹为阴。腰痛、腰凉、腰硬，很多情况下通过治腹部可见效明显。治疗腰部之病症很多人多从治腰椎、骶髂关节、大转子下手，而少有从腹部辨证论治的。善诊者，先别阴阳。阳病治阴，阴病治阳。后病前治，前病后治，这是基本的医学知识，但到临床上为什么都是阳病治阳，如腰痛治腰椎，颈椎痛治颈椎，而没有辨证地去治腹、胸呢？阳病治阳的疗效如何呢？只要稍作思考，便会知道结果是肯定不行的。而阴病单纯治阴的例子也很多，如腹部手术后切口痛治腹部手术切口软组织；上肢不能后伸摸背治三角肌前束等，结果只能是南辕而北辙，收效甚微。

11. 心慌胸闷

心慌胸闷的患者应首先排除器质性心脏病。心脏彩超、冠状动脉造影是诊断冠心病的金标准。尤应注意以"胃病"为主诉的心脏病患者。阴阳平衡埋线疗法能治疗的心慌胸闷必须是软组织损伤引起的，而非器质性心脏病。因剑突下、肋弓之筋结条索容易引起心慌胸闷，故而对剑突下、肋弓之筋结条索进行阴阳平衡埋线治疗有特效。

如果腹部软组织损伤严重，无处不痛者，患者多有消瘦、食而不化、四肢不温等。经阴阳平衡埋线疗法治疗腹部后，压痛的筋结条索消失，饮食倍增，体质日渐好转，直至痊愈。

12. 糖尿病

实际上，腹部软组织损伤可能会出现的病症很多，如糖尿病等。治疗糖尿病的思路应该是健脾，而绝不是一味用胰岛素之类的药物降糖。事实上，治疗腹部确能降低血糖，甚至使血糖恢复正常。

那么，治疗软组织损伤性疾病，无论是疼痛，还是以内科病为表现者，有没有一个提纲挈领的指导原则呢？我认为答案是，治脾。

脾主肌肉，主四肢，化生气血，后天之本，脉气通于腹。所以我们无论是治四肢（阴经为主），还是治腹部，均是在治脾。脾土得治，气血化生有源，人体自会健康。

肾属水，先天之本，主生长、生殖和发育，主骨生髓养脑，与三焦别通，脉气通于耳。脾属土，后天之本。崇土治水，治肾不如治脾。治四肢和腹部即治脾，治脾即治肾。所以，对临床上诸多肾病表现者，也应从脾论治，而不应肾病治肾。

肝属木，脾属土，木土相亲互爱；木得沃土而生发条达，土得木而温润。治肝胆即治脾，治脾必治肝胆。

肺属金，脾属土，肺为脾子，子能令母实；心（包）属火，脾属土，火为土母，母能令子实。故治肺和心（包）即治脾也。

通过这些论述，可以看出：治脾从治腹和四肢入手，治腹即治脾。

实践证明，软组织损伤不论表现为疼痛、积液者如颈椎病、腰椎病、膝关节积液，还是消瘦赢弱、畏寒肢冷者，通过治脾（阴阳平衡埋线疗法为首选），患者多能很快康复。

这样，思路就明白了：治上肢的肺经、心包经，下肢的肝经、脾经、肾经和腹部，即是治脾。所以，腹部病症应从四肢（多是治四肢之阴经循行区域之筋结条索）论治，这才是根本，是治本之法。

肺者，相傅之官，主出治节。朝百脉，诸气之本，主一身之气，别通于膀胱。膀胱者，州都之官，津液藏焉，气化则能出焉。肺经得治，则膀胱经气血通畅（实际上全身诸经气血都会通畅），津液得以输布全身，身体自然健康。我们知道，膀胱经上有人体五脏六腑之俞穴，膀胱经气血通畅，则五脏六腑如旱苗得雨，焉有不健之理？

而从西医角度看，膀胱经各俞穴对应的就是五脏六腑四肢百骸的神经根。临床每每见到，针刺至椎板或神经根，对五脏六腑病症及四肢的痛麻均有奇效。

肾经在腹部的循行区域多有压痛明显的筋结条索（肾主水，寒入肾），可以引起顽固不愈的腹痛、消瘦、腰痛。个别极为消瘦的患者，查体时不需用力就可触及腹部肾经循行区域下方的腹主动脉，有压痛。在这个区域查体时，不要用力过大，警惕腹主动脉瘤的合并存在。在此区域应用阴阳平衡埋线疗法治疗后，腹痛、腰痛很快消失，体重日渐增加。言不可治者，未得其术也。原来我用针灸针在腹部的筋结条索做治疗，虽然症状略有改善，但压痛的筋结条索依旧，过不了多久诸症如前（针灸与埋线相比作用不够持久），也就不难理解了。

胆经是"被爱情遗忘的角落"。一般对软组织损伤的治疗（严格意义上说，应是阳虚阴盛之病症的治疗）过多地关注了颈、项、背、腰、臀，而胆经循行区域并没有引起应有的重视。

胆属巽木，属阳木，巽木可沟通阴阳、生三焦之火。三焦经与胆经同属少阳，三焦有火性，同时三焦也是"网络"，说它是河流小溪也好，说它是公路铁路桥梁也罢，看看我们国家就明白了：政府为了改善生存环境、提高生存质量，而封山育林、退耕还林、退耕还草、休牧，着力提高森林和草原的覆盖面积。涵养水源，使得河流湖泊水体丰沛，能够灌溉大地，这便有了蓝天白云、青山绿水，也就有了肥沃的土地、丰饶的庄稼和鲜活的禽畜等。人类赖以生存的水、食物便有了充足的保障。

以物喻人，比如腋下病变，腋下有背阔肌、肩胛下肌、大圆肌及腋动脉、腋静脉和臂丛神经。这个区域的软组织损伤以后，会引起上肢痛、上肢肿、手麻、颈部僵硬、背负重物感、偏头痛、头晕、心慌心悸、副乳、腰痛等。再比如髂嵴上下病变，髂嵴上下有阔筋膜张肌、腰方肌、腹外斜肌、腹内斜肌等。这些软组织损伤以后，会引起对侧下肢麻痛、腰痛、腹痛、上肢上举困难等。

治愈了腋下、髂嵴上下相关软组织以后，则下肢、腹部、腰部、上肢、颈椎、背部、头部诸症均会好转或消失。

由此可见胆经循行区域对于全身的重要性：前至胸腹，后至腰背，上至头颈，下至下肢，全身上下无所不涉。

腹部给予针灸治疗时需注意，循经取穴方法是对的，但应给予每条经络上的条索治疗全覆盖，而不应仅取一穴或一经。另外，压痛的筋结条索不一定完全与经络腧穴一致，这需要细致的查体，按查体的结果给予针灸治疗。针至筋结、条索上，结合电刺激会增加疗效。

中药热敷之于腹部软组织损伤是有好的效果，应用附子、干姜、桂枝之类，勿用苦寒之类中药。中药热敷的时间应长达两个小时以上，患者感觉到腹壁已热透，热量直达腹腔内脏、头、手、脚等，才会有好的疗效。时间短了，疗效很差，尤其对于陈寒痼冷。

对于全腹广泛压痛的患者，应直接给予腹部阴阳平衡埋线治疗。一般经两个疗程即可治愈。

第三章

阴阳平衡埋线疗法
临床实例及辨析

求医问药何处寻扁鹊华佗，

穿针埋线此法当立起沉疴

上肢病变

（一）手部疼痛

手部疼痛包括拇指狭窄性腱鞘炎、桡骨茎突狭窄性腱鞘炎、手指痛、手掌痛等，均应治疗上肢的相关肌群，而不能直接在手上做治疗。

拇指狭窄性腱鞘炎应治疗拇长（短）伸肌和拇长屈肌。桡骨茎突狭窄性腱鞘炎治疗肱桡肌。手指痛、手掌痛应治疗指伸肌、指屈肌和肱桡肌。

【病案举例】

患者，女，84岁，左手中指至掌根部位疼痛2年余，受凉时加重，不能做握拳动作，无外伤史。

查体：左手指屈肌及肱二头肌有压痛条索，压之放射至手掌部。

治疗：推拿、针灸治疗左侧肱二头肌和左手指屈肌群之压痛的条索，两次后效果不佳，遂给予阴阳平衡埋线治疗左侧肱二头肌和指屈肌之压痛条索，一次即愈。随访一年无复发。

按语：该患者为农村老人，劳累受凉，病史明确。曾在他处行多次治疗，治疗部位都在手部，无任何效果，后来也就认为治不好了，遂放弃治疗。此次是因为来我院看望其他患者而偶到我处，治好后非常高兴，经常介绍患者前来就诊。

对手指多关节肿胀、僵硬的患者，应结合全身情况以判断是否为风湿性关节炎、强直性脊柱炎等全身性疾病，切不可误诊。

（二）腕关节痛

阴阳平衡埋线疗法确立之前，我治疗腕关节痛时都是在腕关节局部进行治疗，疗效相当有限。随着临床经验的积累和认识的深入，我才明确认识到：腕关节痛的原因是指伸肌群、指屈肌群、肱桡肌等损伤所致。只需要在指伸肌群、指屈肌群、肱桡肌的近端和肌腹查找压痛的筋结条索，多数患者给予推拿、针灸、中药热敷就可以了；对少数软组织损伤严重、顽固不愈者，可以应用阴阳平衡埋线治疗。

我本人就是一个例子。

晚上洗澡后从卫生间出来，走到客厅，人还没反应过来怎么回事，我已重重地跌坐在地上，右手掌撑地。当时右手腕疼痛难忍，并出现肿胀。立即到医院行 X 线检查，还好没有骨折。原以为休息几天就好了，没想到 20 天后，右腕关节疼痛依旧，且依旧不能做任何活动，这让我非常着急。我就让助手帮我治疗，诸如腕关节针灸、放血拔罐（非常痛）、浮针等，诸方用尽，毫无寸效。我又遍览群书，在网上查阅有关治疗方法，但仍一无所获。后来在做颈肩臂推拿时，偶然发现指伸肌群非常痛，有很粗很痛的条索，做了几次推拿后腕关节痛就逐渐消失。以后凡是临床遇到腕关节痛的患者，我都常规检查指伸肌群，每治必效。

正当我"志满意得"之际，突然又碰了钉子：一例腕关节痛的患者，查体发现指伸肌群没有损伤，再往上查到肩关节和颈部，也没有发现压痛的筋结、条索。这让我很惊讶，怎么办呢？交谈中得知，患者职业是厨师。我突然想起会不会是肱桡肌损伤呢？因为厨师一般多见肱桡肌损伤，主诉多是桡骨茎突处肿痛，不过之前还没见过一例肱桡肌损伤引起腕关节痛者。通过检查肱桡肌，发现果然有压痛的条索，痛且僵硬，在肱桡肌条索上做试验性的推拿几分钟，腕关节居然一点也不痛了（当然，这仅是即时效果）。在肱桡肌条索上给予阴阳平衡埋线治疗，一次而愈。

这让我真的想不通：肱桡肌近端至肱骨髁上嵴，远端止于桡骨茎突，这与腕关节痛没有因果关系啊！追根溯源，我再细细地研究解剖，发现肱桡肌近端与指伸肌群近端同起于肱骨髁上嵴。顿时明白了，原来是这样：肱桡肌损伤以后，人体本能地保护它，而由他处肌群（如指伸肌群）代偿其功能；久之则他处肌群（如指伸肌群）因劳损而出现症状如腕关节疼痛等。

现在，阴阳平衡埋线理论确立后，在临床中，凡是腕关节痛的患者，我进行查体时至少查到颈椎，相关肌肉都会一块不落地检查。这样的话，治之必愈。

肱桡肌损伤引起腕关节痛，如果从经络角度更好理解。治肱桡肌即疏通手阳明大肠经，而指伸肌群近端正起于"肘髎"穴。"肘髎"穴气血得以通畅，通而不痛。根据张文兵老师的反阿是穴理论及代偿与失代偿理论，指伸肌群之腕关节部位亦立即得以放松。

整体治疗是中医学重要的指导原则。现在我治疗腕关节痛不仅要检查指伸肌群、肱桡肌、指屈肌群，肩部、颈部软组织损伤也一并检查和治疗。按照这一思路，在临床中运用，每治必效。

（三）腕关节腱鞘囊肿

我是西医外科出身，加之对腕关节腱鞘囊肿的发病机理认识不清，所以都是手术方式切除囊肿。但复发率相当高。随着阴阳平衡埋线疗法的确立和临床经验的积累，我才逐渐认识到腕关节的腱鞘囊肿只是一个症状而已。如同患者感冒发烧只是症状的道理一样。其根本原因是肘关节上下、肩关节上下软组织损伤引起。痛则不通，不通则痛。这里的"痛"不单指疼痛，应理解为痛苦之意。痛包括肿胀、积液、囊肿、头晕、心内不适等。所以，对腕关节腱鞘囊肿应治疗上肢的软组织损伤，主要是指伸肌群和肱桡肌。

（四）肱骨外上髁痛

之前我在治疗肱骨外上髁痛时都是在肱骨外上髁处做治疗，基本没有疗效。现在看来，此纯属诊断错误。根据代偿与失代偿理论，肱骨外上髁痛可由肱二头肌损伤引起，也可由指伸肌群、指屈肌群、肱桡肌损伤引起。针对肱二头肌、指伸肌群、指屈肌群治疗，疗效不仅立竿见影，而且远期疗效稳定。据我临床观察，局部疼痛处进行过穴位注射的患者，疗效稍差。

如果单从解剖的角度看，肱二头肌与肱骨外上髁并没有直接关系。其实并非如此。人是一个有机的整体，无论经络、气血还是神经、血管，彼此均有千丝万缕的联系，而不可能是"泾渭分明"。我还清楚记得南方医科大学李义凯教授分享头部，包括颅脑内的动脉铸形标本，其血管之密，远非我们所能想象。用想象去认识人体，永远有它的局限性。

同理，肱骨内上髁痛，也应一并检查并治疗上肢所有的肌肉群，而不能在肱骨内上髁做治疗。

（五）尺骨鹰嘴痛

尺骨鹰嘴痛应重点治疗肱三头肌近端盂下结节处和肱三头肌肌腹。对顽固不愈者，仔细检查颈椎及肩胛部相关软组织。

个人认为，"尺骨鹰嘴滑囊炎"这一病名值得进一步商榷。

（六）上肢麻痛

医有谚语：痛轻麻重木难医。这句话的意思是说，疼痛病好治些，而麻木比较难治。之前我对这句话奉为圭臬。但随着临床经验的积累和认识的深入，逐渐发现疼痛、麻木在诊断正确的前提下，还是比较好治的，但如果诊断错误，那可就难治了。

俗话说：通则不痛。无论痛还是麻，在治疗上都是强调一个"通"字。这就要求在全面查体，不可遗漏的基础上，运用力线平衡或阴阳平衡分析，恢复颈椎、腰椎曲度和活动度。气血通畅，诸症自解。但如果查体不仔细、力线平衡分析不准确，不但无效，甚至加重。

比如右上肢麻痛，其原因可能在颈部左侧。根据代偿与失代偿理论，左侧肩部、颈部软组织损伤以后，头倾向左侧（或有左倾趋势）；右侧软组织如右侧三角肌、斜角肌等因代偿左侧软组织工作而劳损。久之而出现右侧上肢痛、麻症状。通过力线分析，发现右侧是症状，是标，而左侧才是本，是原发。这个搞清楚了，治起来必然有效。

【病案举例】

患者，女，72岁。右上肢麻痛3年余，加重1周，夜不能眠，无外伤史。

查体：头左倾，颈椎曲度变直。右侧颈部之斜角肌、胸锁乳突肌、三角肌无明显压痛；左侧三角肌前束及斜角肌损伤严重，条索较多，压痛重。右病左治。根据主诉和力线平衡分析应该治疗左侧。左侧三角肌前束及左侧斜角肌给予阴阳平衡埋线治疗。当天夜里即安然入睡，疼麻消失。2周后再治1次而愈。

颈肩腰椎病变

（一）肩部疼痛性疾病

颈、肩、上肢部位的软组织损伤以后，会引起肩关节的疼痛、弹响及功能障碍。其表现为搭肩不能、后伸摸背受限、上举困难、弹响肩等，也可以表现为上肢远端的疼痛、麻木及颈部疼痛、腰部疼痛和功能障碍等。

1. 搭肩受限

上肢搭肩受限，应治疗三角肌前束、胸大肌、肱二头肌等。肩关节后面的软组织如冈下肌、小圆肌、大圆肌等不做重点治疗。

根据代偿与失代偿理论，肩关节前面的软组织损伤以后，人体会本能地保护它，而由其他肌群代偿其功能。这既包括颈部和上肢远端肌群，同样也包括肩关节后面的肌群。如果代偿肌群如冈下肌、小圆肌、大圆肌等得不到休息而出现劳损，即产生临床症状如肩关节疼痛、搭肩受限等。只须治疗肩关节前面软组织，如三角肌前束、胸大肌、肱二头肌就可以了。肩关节前面软组织得以治愈而放松，肩关节后面软组织立即得到休息而能被动拉长，搭肩受限立即改善，远期疗效稳定。

【病案举例】

患者，女，65 岁。

主诉：右上肢搭肩疼痛、脱衣服受限 6 个月。无外伤史。

查体：右侧三角肌前束、胸大肌、肱二头肌、肱桡肌广泛压痛和肿胀，右侧冈下肌、小圆肌、大圆肌轻压痛；主动和被动活动肩关节会出现明显疼痛及功能受限，颈椎生理曲度可，活动度可。腰椎及下肢无异常。

诊断：右侧三角肌前束、胸大肌、肱二头肌、肱桡肌损伤。

治疗：给予右侧三角肌前束、胸大肌、肱二头肌及肱桡肌阴阳平衡埋线治疗。相关区域 4 次治疗一遍，即一疗程。

嘱患者平日避免受凉及劳累。1 周后电话随访，诉搭肩疼痛及脱衣受限已基本消失，疗效一天比一天好。1 个月后电话随访，诸症消失，功能完全正常，患者十分满意。随访 1 年无复发。

搭肩受限用中医理论解释就是阳病治阴、后病前治。

2. 后伸摸背受限

上肢后伸摸背受限、疼痛等，应治疗肩关节后面的软组织，如冈下肌、小圆肌、大圆肌。

当肩关节后面的软组织损伤以后，人体会本能地保护它而由他处软组织如肩关节前面的软组织代偿其功能。久之，则肩关节前面的软组织会因劳损而出现症状：疼痛、后伸摸背受限。我们只需治疗肩关节后面的软组织如冈下肌、小圆肌、大圆肌即可。肩关节后面的软组织得以治愈而放松，肩关节前面的软组织得到休息，而能被动拉长，后伸摸背功能立即改善，远期疗效稳定。

【典型病例】

患者，男，43岁，医生，我的培训班（2018年11月23日）上的学生。

主诉：右上肢后伸摸背受限，做扣球动作时疼痛9个月。无外伤史。

他自述，经常到全国各地学习，每次学习都要求老师治这个病症，每次都治疗的是肩关节前面的软组织，当时有些效果，但远期疗效不佳。此次培训班上，他请求我给予治疗。

查体：右侧冈下肌、小圆肌、大圆肌条索压痛明显，颈椎曲度正常，活动度可。腰椎及下肢无异常。

诊断：右侧冈下肌、小圆肌、大圆肌损伤。

治疗：右侧冈下肌、小圆肌、大圆肌给予阴阳平衡埋线治疗一次。

第二天他在班中分享说：从昨天到现在效果越来越好。50天左右，他继续在群里分享说：线已全部脱落，右上肢后伸摸背、扣球动作无任何疼痛及功能障碍，非常高兴。

本例就是阴病治阳、前病后治的具体应用，体现了阴阳平衡埋线技术具有疗效递增的优点。

3. 上举受限

上肢上举受限牵涉的软组织损伤多一些，包括：①肩关节前面的软组织如三角肌前束、胸大肌、肱二头肌等；②肩关节后面的软组织如冈下肌、小圆肌、大圆肌；③颈部软组织如斜角肌；④髂嵴部位软组织如阔筋膜张肌、腰方肌、腹外斜肌、腹内斜肌等。这四个方位的软组织损伤（或仅一块肌肉损伤）以后，上肢均会有程度不同的上举受限，故应予注意。临床需全面查体，应用力线平衡理论综合分析，辨证施治。

【典型病例】

患者，男，36 岁，医生，我培训班（2019 年 3 月 21 日）上的学生。

主诉：右上肢上举严重受限、疼痛数月。

右上肢无明显诱因疼痛，曾多处治疗而无效。培训班上，他请求给予治疗。

查体：右侧肩关节前面软组织如三角肌前束、胸大肌，肩关节后面软组织如冈下肌、小圆肌、大圆肌，颈部软组织如斜角肌和髂嵴上下软组织均存在广泛条索压痛。颈椎、腰椎无异常。

诊断：右侧肩关节前、后、上、下相关软组织损伤。

治疗：相关部位给予阴阳平衡埋线治疗一遍。

治疗完毕，即诉诸症有少许改善。第二天在班中分享说：上肢疼痛消失大半，上举功能明显改善。几天后，在群里分享说：右上肢疼痛完全消失，上举功能完全恢复。

治疗上肢上举受限时，需考虑肩关节前、后、上、下四个方位的软组织损伤，不能遗漏。有时还需从全身考虑。比如对侧颈部有无软组织损伤，结合颈椎曲度大小及有无侧倾，需综合判断；也有的上肢上举受限源于腰椎、下肢软组织损伤，如比目鱼肌损伤。应全身查体，根据力线平衡理论综合分析。

4. 弹响肩

弹响肩的发生机理是肩关节周围软组织如三角肌、斜方肌上份等因劳损而痉挛、挛缩，不能被动拉长。活动患肩时有"咔嘣"的响声，不伴有疼痛和功能障碍。治疗三角肌和斜方肌上份即可，疗效肯定。

【典型病例】

患者，男，62岁，教师。

主诉：左肩关节弹响1年余。无外伤史。

查体：左侧三角肌前束、斜方肌上份非常僵硬，无压痛。距离患者两米远就能听到左肩关节活动时发出的"咔嘣"声，无疼痛和功能障碍，颈椎、腰椎和下肢无异常。

治疗：给予左侧三角肌前束、斜方肌上束阴阳平衡埋线治疗。治疗完毕，下床再活动左上肢，肩关节已无任何响声。三角肌前束、斜方肌上束已变软。效果之神奇，连我也感叹不已！

5. 颈肩综合征

颈肩综合征实质是颈椎病之肩部症状而已。患者主诉肩部疼痛、发凉或功能障碍。但查体却发现肩部软组织没有明显的压痛条索、筋结，而颈椎却有明显的软组织损伤和棘突偏歪；辅助检查提示颈椎椎间孔狭窄。按颈椎病治疗即可。

【典型病例】

患者，男，32 岁，公务员。

主诉：右肩关节发凉、疼痛 2 月余。无外伤史。

查体：右肩关节周围软组织无压痛的筋结、条索；颈椎曲度变直、多个椎体棘突偏歪严重；颈部肌群如头夹肌、颈夹肌、斜角肌等损伤严重，条索、筋结压痛明显，拒按。

治疗：按颈椎病治疗原则进行治疗。在力线平衡理论指导下给予颈部肌群阴阳平衡埋线治疗，并行正骨治疗。一次治疗后，右肩凉、疼痛即缓解大半。共治疗 3 次而愈。嘱注意保暖、多锻炼、勿长时间伏案工作。随访 2 年无复发。

注意：无论肩关节何种功能障碍和疼痛，治疗时均应全身查体、综合分析，特别是颈椎的检查，更应全面仔细。胸锁乳突肌、肩胛提肌和肩胛下肌在颈椎病、肩周病及上肢的疼痛性疾病的治疗中非常重要，应予注意。

6. 肩胛上神经卡压综合征

肩关节外伤和骨折可以导致肩关节的相关肌群损伤，迁延不愈而导致变硬、肿胀、粘连，直接或间接卡压肩胛上神经。在肩关节脱位的处理中，应给予充分的镇痛、镇静，必要时可应用麻醉以求良好的肌肉松弛，切勿强拉硬拽，加重原本已经损伤的软组织。肩胛骨手术时应妥善保护肩胛上神经及其周围的软组织，术后及时活动患肢。并给予中药热敷、针灸等理疗，争取肩关节的早日活动。

本病在临床中主要表现为肩部疼痛。常为持续性疼痛，劳累或受凉加重，休息或保暖稍缓解；疼痛严重者，影响入眠和日常活动。还可伴有头痛、头晕及上肢的疼痛、麻、凉等。极少数患者会有肌萎缩，表现为冈上肌、冈下肌萎缩，肩关节外展、外旋无力。

诊断本病并不难。一般多有颈肩背部受凉、慢性劳损史。有肩部外伤史者诊断更明确。同时，斜方肌上束、冈上肌、冈下肌和肩胛上切迹处条索、压痛明显，肩关节外展、外旋无力。根据以上以上症状、病史及体征即可明确诊断。

肩胛上神经卡压疾病鲜有单独存在者，多伴有颈椎病变，如曲度变直、侧弯；头夹肌、颈夹肌、斜角肌等相关肌群的软组织损伤；伴有颈椎椎体的偏歪。治疗时应一并注意。整体治疗才有稳定的远期疗效。

在治疗上，首先应治疗冈下肌、小圆肌、大圆肌和三角肌压痛的筋结、条索。其次治疗肩胛切迹处痛性结节、条索。有颈椎病变者应一并处理。阴阳平衡埋线技术是首选。

【典型病例】

患者，男，52岁，公务员。

主诉：左肩、左上肢疼痛3年余，受凉加重。无外伤史。曾给予针灸、中药热敷等治疗，始终不能痊愈。

查体：颈椎曲度变直，颈椎5～6椎体偏歪，头夹肌、颈夹肌、斜角肌和冈下肌、小圆肌、大圆肌损伤，条索、压痛明显；肩胛上切迹处条索压痛明显。

治疗：给予相关肌群和肩胛上切迹处条索阴阳平衡埋线及颈椎正骨治疗。治疗后疼痛立即减轻大半，1周后疼痛已完全消失。相关软组织和肩胛上切迹处条索消失，无压痛。嘱避免受凉、适当运动。随访 1 年无复发。

7. 腋神经卡压综合征

学过解剖的都知道，四边孔位于肩关节后方内侧的肌间隙，由小圆肌、大圆肌、肱三头肌和肱骨外髁颈组成。通过此孔的有腋神经和旋肱后血管。

由四边孔的解剖特点可以看出，腋神经穿过四边孔的位置与肱三头肌肌支相距很近，故四边孔区软组织损伤时，腋神经及肱三头肌肌支容易受损。当肩胛部受撞击，或锁骨、肩胛骨、肱骨外髁颈骨折时也可使腋神经被挤压而受伤。由于四边孔较小（仅容一拇指大小）、肌肉挛缩易对神经造成压迫。

在临床中，本病一般表现为肩部疼痛，肩后及上臂后外侧麻木，上肢外展及伸肘困难。检查可发现患侧三角肌、肱三头肌萎缩、肌力减弱、腋神经支配区域感觉障碍。

通常，根据以下几点即可明确对本病的诊断：

（1）肩部或腋后区域可有外伤史。

（2）三角肌、肱三头肌麻痹。

（3）四边孔处可扪及压痛之筋结或条索，偶向上肢放射。

治疗：

治疗四边孔周围压痛之筋结、条索即可，即小圆肌、大圆肌、肱三头肌长头之筋结、条索。中药热敷、推拿、针灸均可。病重者，可以用阴阳平衡埋线技术，一般 1 ～ 2 次即愈，且远期疗效稳定。

【典型病例】

患者，男，26 岁，建筑工人。

主诉：右肩外伤 2 月余。

2 月前从高处坠落，当时昏迷不醒，伴右肩开放伤。经住院治疗月余，现右上肢上举困难，仅能外展 60°左右。

查体：右肩后部及上臂后侧麻木，右侧小圆肌、大圆肌及肱三头肌均有明显压痛的条索，拒按。

诊断：右侧小圆肌、大圆肌、肱三头肌损伤。

治疗：右侧小圆肌、大圆肌、肱三头肌给予阴阳平衡埋线治疗，下床后诸症消失。随访 1 年无复发。

（二）颈椎病

颈椎病是一种以退行性病理改变为基础的疾病，原来多见于中老年人，但近年随着电脑、手机的普及及学生学习压力的增大，颈椎病的发病年龄有年轻化趋势。在颈椎病的发生发展中，寒凉和慢性劳损是主要原因，其次为外伤后遗而来，如车祸损伤，不恰当的正骨、推拿及手术后遗等。

寒凉和慢性劳损导致颈、肩、背部（实际应是全身）软组织不同程度痉挛、力线失衡、椎间小关节错位，最终导致气血通而不畅，引起一系列症状，如头痛、头晕、面肌痉挛、耳痛、耳聋、牙痛、上肢麻木、类心脏病、失眠、抑郁、烦躁等。所以在治疗上必须以通经络、活气血为目的，通过中药热敷、针灸、拔罐、阴阳平衡埋线、正骨等综合治疗，辨证论治，达到通则不痛之目的。

对软组织损伤严重的患者，当首选阴阳平衡埋线治疗，达到阴阳平衡，以求稳定的远期疗效。当然，严重的颈部软组织损伤的治疗必须从全身整体评估，不能只盯着颈椎而忽略全身这个整体：如腰椎问题的处理、膝关节问题的处理、踝关节问题的处理、脾胃问题的处理等。

下面从颈椎病的不同临床分型结合具体病案来谈一下对本病的治疗。

1. 神经根型颈椎病

肩部软组织、颈部软组织损伤以后，会直接或间接影响神经根而引起上肢的症状：如上肢的疼痛、麻木、无力等。治疗应全身整体评估，通过力线分析，评估出是颈、肩、腰及下肢何处软组织损伤导致，给予针对性治疗；而不应只盯着颈椎这个小局部治疗。因为这样或许会有较好的近期疗效，但远期疗效不稳定。

【典型病例】

患者，男，51 岁。

主诉：左上肢麻痛 3 年，加重 1 月。

曾在多家医院做针灸、推拿、按摩、埋线（传统埋线）、放血等，效果不佳。现在疼痛已严重影响睡眠和工作。

查体：头前位，圆肩驼背，肩周软组织及颈部软组织损伤，条索压痛明显。颈椎生理曲度变直，活动受限，左上肢活动也受限。腰椎及下肢无明显异常。

辅助检查：颈椎磁共振检查提示 C3～C4、C4～C5、C5～C6 椎间盘突出、骨质增生，硬膜间隙变窄。X 线提示颈椎生理曲度变直，左侧椎间孔狭窄。

诊断：神经根型颈椎病。

治疗：根据力线平衡理论，分次治疗颈、肩部软组织并正骨。

治疗一次后，左上肢疼痛、麻消失，左上肢及颈部活动明显好转。治疗一个疗程后（相关软组织治疗一遍），诸症消失，颈椎及左上肢活动完全正常。嘱避免寒凉及长时间低头姿势，适当锻炼如慢跑等。随访 2 年无复发。

2. 颈型颈椎病

颈型颈椎病一般主诉颈椎疼痛、活动受限。多由颈部软组织如头夹肌、颈夹肌、斜角肌、斜方肌上束等损伤引起。临床易治。

【典型病例】

患者，男，48 岁，干部。

主诉：颈椎疼痛，不能转头 1 月，加重 2 天。

查体：颈椎生理曲度尚可，各椎体无明显偏歪，无圆肩驼背。右侧颈夹肌条索压痛明显，长约 4cm，拒按。

诊断：右侧颈夹肌损伤。

治疗：右侧颈夹肌给予阴阳平衡埋线治疗，共 4 针，下床诸症全消，患者百思不解。嘱避免受凉、不可长时间伏案工作，适当锻炼。随访 1 年无复发。

3. 椎动脉型颈椎病

通常认为软组织损伤引起的头晕，其本质是椎动脉受累所致。椎动脉走行于颈椎的横突孔，经项平面由枕骨大孔进入颅内。项平面、斜角肌的软组织损伤可以导致椎动脉狭窄、扭曲，发生功能障碍，最终影响到大脑的血液供应而出现头晕。治疗上必须恢复颈椎的生理曲度，也就是说，恢复椎动脉的生理曲度，大脑的血液供应得以正常，头晕自然消失。这只是局部的认识。

其实，与全身任何部位的软组织损伤引起的病症治疗思路一样，头晕的治疗也应该全身查体，根据力线平衡综合分析。如肱桡肌损伤、腹直肌损伤、臀大肌损伤、腓骨长肌损伤、比目鱼肌损伤、趾短伸肌损伤均会间接地导致颈椎的生理曲度变直、反弓或变大，进而引起了椎动脉的功能障碍。

从中医角度说，诸风掉眩，皆属于肝。治风先治血，血行风自灭。肺主气，心主血，气行血行，气滞血瘀。治疗了心（心包）经、肺经则气血通畅，大脑的气血供应得以恢复正常，头晕自解。

【典型病例】

患者，女，32岁。

主诉：头晕、恶心、呕吐7天。

自诉因头晕伴恶心、呕吐在其他医院已做输液、针灸等治疗，但效不明显。

查体：痛苦貌，面色蜡黄，表情呆滞，反应迟钝，不停呕吐，需两人搀扶才能行走。血压90/60mmHg，圆肩驼背，颈椎生理曲度变直，颈椎各椎体均不同程度偏歪，颈部软组织和肩部软组织广泛损伤，条索压痛明显。腰及下肢无异常。

辅助检查：磁共振提示C3～C4、C4～C5椎间盘突出，硬膜腔间隙变窄。X线提示颈椎生理曲度变直。

诊断：椎动脉型颈椎病。

治疗：在力线平衡理论指导下，相关软组织依次给予阴阳平衡埋线治疗及正骨治疗。治疗结束后让患者卧床休息片刻。数分钟后，患者头晕明显减轻，脸色较前红润，反应也较前灵敏，并有进食意愿，家属喜极而泣。此患者共治疗两个疗程，症状基本消失，随访3年无复发。其家庭成员也陆续在我处接受治疗。

4. 脊髓型颈椎病

颈、肩、背部软组织损伤和颈椎间盘突出等原因造成颈椎椎管狭窄，颈部脊髓受压迫，引起脊髓功能障碍：有的表现为双手肿胀，有的表现为双下肢走路不稳，有的表现为四肢麻木或无知觉，等等。患者一般都是接受手术治疗，但术后易复发。究其原因，仍属治标不治本，没有解除导致颈椎曲度变直或反弓、颈椎椎间盘突出压迫脊髓的根本原因。

本型颈椎病的治疗原则是必须以恢复颈椎生理曲度为出发点和最终目的。通过治疗颈、肩、背等软组织，恢复颈椎生理曲度，使气血得以畅通，则四肢麻木等症状得以消失。

【典型病例】

患者，女，36岁，缝纫工人。

主诉：走路不稳伴下肢无力月余。

自诉1月前无明显诱因出现双下肢无力、走路不稳（需人扶持）。无疼痛、发热等。无外伤史。

查体：圆肩驼背，颈椎曲度反弓，颈椎、肩部、前胸软组织广泛损伤，压痛明显，颈椎椎体偏歪，C3、C4、C5、明显；腰椎无异常。双下肢肌力正常，无痛觉。

辅助检查：磁共振检查提示 C4 ～ C7 颈椎椎间盘突出，压迫脊髓。

诊断：脊髓型颈椎病。

治疗：根据力线平衡理论给予阴阳平衡埋线治疗及正骨治疗。前后经过6次治疗，双下肢走路基本恢复，能从事正常的家务劳动。建议其更换工作，每天做颈椎保健操，旨在锻炼颈肩部软组织，恢复颈椎生理曲度，以求稳定的远期疗效。随访 1 年无复发。

5. 交感神经型颈椎病

颈部、肩部软组织损伤导致交感神经受压迫，症状较多。患者往往会有多种表现：有的表现为头部如戴帽、头脑不清醒、精力不济；有的表现为双眼干涩、偏头痛；有的表现为头痛欲裂、不能忍受；有的表现为心慌胸闷、呼吸困难等。还有的患者因得不到及时有效的治疗而出现抑郁、失眠等。诊断上须全身查体，包括腰椎、下肢在内的软组织均不可遗漏。

【典型病例】

案 1

患者，男，41 岁，吊车工人。

主诉：呼吸费力 3 年余。

3 年前无明显诱因出现呼吸费力，自诉像有人卡住脖子一样分秒不停，痛苦异常。曾做核磁检查（胸部、颈部）无异常。无外伤史。

查体：颈部、肩部软组织广泛损伤、条索压痛明显，以斜角肌损伤为重。颈椎曲度尚可，活动度尚可。腰及下肢无异常。

诊断：颈椎、肩部软组织损伤。

治疗：颈椎、肩部损伤的软组织给予阴阳平衡埋线加颈椎正骨治疗。治疗 1 次后，即感呼吸较前顺畅，诉多年从未有过的舒服。共治疗 3 次而愈。嘱其避免受凉，适当锻炼。

案 2

患儿，男，6 岁。

主诉：头痛 1 月余。

头痛发作时痛哭不止，缓解后嬉笑如常。曾先后在省级几家医院求治，毫无寸效。仔细询问病史，患儿喜食寒凉食品，头痛发作与寒凉关系密切。遇暖则缓解，遇寒凉则发作。

查体：体质差，偏瘦。颈部、肩部及双侧颞肌均有压痛条索，拒按。腹部条索压痛。

诊断：头、颈、肩及腹部广泛软组织损伤。

治疗：给予按摩、中药热敷及正骨治疗。治疗 1 次后头痛明显减轻，共治疗 7 次而愈。嘱禁食寒凉食物，注意保暖，定期复诊。随访 6 个月无复发。

众所周知，颈椎病的危害是全身性的，我们应重在预防，可从以下几点做起。

（1）注意不食过于寒凉的食物。

（2）加强颈肩部肌肉锻炼，做头颈及双上肢的屈、伸、旋转等运动。可缓解疲劳，使肌肉发达，有利于颈椎稳定性，增强颈肩顺应性。

（3）长期低头、伏案工作及从事与电脑有关的工作者，应注意劳逸结合，给予头颈部软组织适当的锻炼。

（4）及早、彻底治疗颈肩或者腰部、下肢软组织损伤，纠正偏歪的椎体，防止发展为严重的颈椎病。预防为主，防治结合。

（三）腰椎管狭窄症

西医学认为，腰椎管狭窄症的原因是黄韧带肥厚、骨质增生和腰椎间盘突出。人民军医出版社出版的《实用骨科疼痛与治疗》指出："腰伸直或后伸时，黄韧带肥厚突入椎管症状加重，故患者常常保持着弯腰的姿势。这也是不少患者骑自行车、爬山、上楼梯不出现间歇性跛行的原因。"

按照这一理论指导临床，腰椎管狭窄症当手术无疑。因为任何椎管外的治疗方法均不能去除黄韧带肥厚、骨质增生、腰椎间盘突出。

我从事软组织损伤工作之初，由于受此观点和一些书籍的影响，对腰椎管狭窄之病因、病理生理变化由椎管内病变引起而深信不疑，很多年都信以为真。凡在他院经磁共振等检查诊断为腰椎管狭窄症者，从不敢下手治疗，即使治疗，也毫无寸效。理论来源于实践，又指导着实践。自从阴阳平衡埋线疗法的理论确立后，在我的诊疗体系中，已不再随意定性为腰椎管狭窄症。

据我20余年临床经验，腰椎管狭窄症多属腰椎管外软组织损伤。

当腰椎管外软组织损伤以后，人体为了保护受损伤的软组织而采取保护性体位如弯腰行走、蹲下休息、以车代步等。通过查体、力线分析，治愈了相关软组织病变以后，患者的间歇性跛行等也随之消失，说明椎管内黄韧带肥厚、骨质增生、腰椎间盘突出不一定是引起间歇性跛行的原因。

腰椎管内病变如椎管内神经鞘瘤、腰椎间盘突出、椎管内囊肿等，其临床表现为根性疼痛、感觉减退、二便异常、肢体无力、肌肉萎缩等，而不是间歇性跛行。磁共振检查、X线片、椎管造影等可确诊。如确诊此类病变一般需要手术治疗。

对腰椎相关疾病如腰椎间盘突出症，诊断和治疗思路应参照宣蛰人教授创立的腰脊柱"三种试验"检查。对腰脊柱"三种试验"检查阴性的患者，一般按照椎管外软组织损伤处理即可。对腰脊柱"三种试验"阳性者，可行磁共振等相关检查，明确诊断后确定治疗方法。

对以间歇性跛行为主诉就诊者，属于腰椎管外软组织损伤的，直接按腰椎管外软组织损伤处理。通过治疗椎管外软组织损伤，可以长时间行走，即为治愈。据我临床经验总结，可导致人体不能长时间直立行走的软组织有斜方肌、臀大肌、比目鱼肌、内收肌、腹直肌、锥状肌、腰大肌等。这需要全面查体，既要全面准确地检查损伤的软组织，也要检查腰椎曲度和侧弯情况。

对于轻度的软组织损伤，电针、中药热敷即有佳效。如果软组织损伤较重，如条索很僵硬，或面积较大的软组织损伤，或伴本身体质很差者，应直接应用阴阳平衡埋线治疗。在治疗间歇性跛行的同时，兼顾脾胃功能的调理。

【典型病例】

患者，女，79 岁。

主诉：腰痛伴右下肢疼痛 10 年余，加重 7 天。

10 年前无明显诱因出现腰痛，逐渐发展为右下肢疼痛。站立行走时疼痛加重，蹲下休息缓解。未予特殊治疗。10 年来，上述症状时轻时重，反复发作；7 天前因受凉上述症状突然加重，行走不能。

查体：颈椎、肩部无异常。腰椎曲度变大，无侧弯。双侧臀大肌压痛，右侧重。腹直肌、比目鱼肌、内收肌压痛。腰椎活动度明显受限，下肢各关节活动度尚可，余无异常。

辅助检查：市中心医院磁共振检查提示①腰椎退行性变、

L2～L5水平椎管狭窄；②L1、L2椎体压缩性骨折；③骨质疏松症。

诊断：双侧臀大肌、比目鱼肌、内收肌、腹直肌损伤。

治疗：在力线平衡理论的指导下，给予腹直肌、臀大肌、内收肌、比目鱼肌阴阳平衡埋线治疗。3天后，腰及下肢疼痛基本消失。20天后，腰及下肢疼痛完全消失，活动自如。

（四）腰椎间盘突出症

腰痛、下肢痛绝大多数是由椎管外软组织损伤引起，椎管内病变引起者占极少数。鉴别是椎管内病变、椎管外病变或椎管内外混合性病变，主要靠宣蛰人教授创立的腰脊柱"三种试验"检查。影像学检查如X线片、磁共振等可以鉴别椎管内有无占位，以免误诊。

根据临床经验，几乎全身各个部位软组织损伤均可引起腰痛、下肢痛。如颈部软组织损伤、肩部软组织损伤、下肢软组织损伤，当然包括臀大肌和腹直肌损伤。

宣蛰人教授创立的腰脊柱"三种试验"检查，用于鉴别腰椎管内、外软组织损伤，可比影像学检查更准确。但是，我在应用宣蛰人教授创立的压痛点强刺激推拿和密集型银质针针刺时，经常有治而不效、治而加重或治而反复者。也正是在这种窘境下，我才重新审视软组织损伤的诊断。通过艰苦的、曲折的探索和总结，逐渐形成了清晰的诊断思路，即力线平衡理论和阴阳平衡理论。通过力线平衡理论和阴阳平衡理论，结合压痛点强刺激推拿、针灸预示性疗效测定，对复杂的软组织损伤的诊断更清晰、更精准，极大地提高了临床疗效。

【典型病例】

患者，男，73 岁。

主诉：右侧腰、臀、下肢、足部疼痛肿胀 50 余年。

50 年前，在一次劳作时不慎扭伤腰部，当时即感疼痛难忍，给予休息、外用膏药、口服活血类药物治疗，但效果不佳。50 余年来，腰痛逐渐加重，并逐渐向臀、下肢、足等部位发展，并出现肿胀。曾给予多种方法治疗，均无明显效果。

查体：强迫体位，一般情况可。颈、肩部软组织无明显异常。腰椎曲度变直、侧弯，右侧腰、骶、臀、下肢、足等部位肿胀、疼痛，腰及下肢活动明显受限，肌力 3 级，神经反射无异常。

辅助检查：彩超提示右下肢深静脉通畅，无血栓。磁共振提示腰椎骨质增生、腰椎间盘突出、腰椎管狭窄。

诊断：右侧腰、骶、臀、下肢、足等部位软组织损伤。

治疗：给予右侧腰、骶、臀、下肢、足等部位阴阳平衡埋线治疗。5 天 1 个疗程（相关区域治疗 1 遍为 1 个疗程）。1 个疗程结束，腰、骶、臀、下肢、脚等部位肿胀疼痛明显缓解。20 天后，症状基本消失。随访 3 年无复发。

（五）腰椎滑脱症

据我个人临床观察总结：凡滑脱程度 < 2/4，无二便失禁，无下肢肌肉萎缩，腰痛或下肢痛符合椎管外软组织损伤之表现特征（宣蛰人《软组织外科学》之诊断标准），劳累或受凉加重，休息或热敷好转者，均可经非手术疗法治愈。

【典型病例】

患者，男，54 岁。

主诉：腰痛及右下肢疼痛 15 年，加重 20 天。

15 年前因外伤导致腰痛及右下肢疼痛，时轻时重。虽经多方治疗，终不能愈。

查体：颈、肩无异常。腰椎曲度变直，L3、L4 可扪及阶梯样感觉，无侧弯，腰椎活动度明显受限，L3、L4 椎旁有压痛；双侧臀大肌压痛，右侧重。双侧腹直肌条索压痛。余无异常。

诊断：双侧臀大肌损伤；"L3、L4 滑脱"；双侧腹直肌损伤。

治疗：给予腹直肌阴阳平衡埋线治疗，并行腰椎正骨治疗。1 个月后，给予臀大肌阴阳平衡埋线。共治 3 次而愈。腰痛及右下肢疼痛消失，活动正常。L3、L4 阶梯样感觉消失。嘱避免受凉和暴力活动，适当锻炼。随访 3 年无复发。

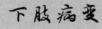

下肢病变

（一）弹响髋

弹响髋是髋关节周围软组织如臀大肌、阔筋膜张肌、髂胫束和内收肌群因急性损伤后遗或慢性劳损引起。一般是在寒凉等因素刺激下，相应软组织气血循环障碍，软组织痉挛、挛缩，在髋关节活动时，不能被动伸展拉长所致。多有反复受凉或受伤史，年轻患者多见。髋关节在屈伸活动时，伴有患肢的弹响、酸痛、活动受限等症状。同时伴有患侧臀部和大腿内收肌群紧张、痉挛或挛缩。

查体臀大肌、阔筋膜张肌、内收肌群条索压痛明显，也有的患者相关软组织无明显压痛，仅表现为大面积的软组织僵硬。多伴有腰部和膝关节症状如腰痛、腰硬及膝关节积液、疼痛等。在屈伸活动髋关节时，可听到髋关节的"咔嘣"响声。行走跛行，患侧下肢抬高受限。磁共振检查排除髋关节内病变，如股骨头坏死等。

【典型病例】

患者，男，32岁，体育老师。

主诉：左髋关节弹响两年余。有外伤史。

查体：颈、肩、腰无异常。左侧臀大肌、阔筋膜张肌均不同程度僵硬、压痛，同侧内收肌群紧张，压痛不明显。左下肢抬高受限，60°左右即酸痛不适。

诊断：左侧臀大肌、阔筋膜张肌损伤。

治疗：给予左侧臀大肌和阔筋膜张肌阴阳平衡埋线治疗1次。治疗后，髋关节弹响及左下肢上抬受限消失大半。20天后复查：左侧臀大肌、阔筋膜张肌压痛、僵硬消失，活动正常。嘱注意保暖，避免受凉。随访两年无复发。

（二）股骨头坏死

股骨头坏死的形成原因主要有两个方面：一是创伤性因素，如外伤后股骨头血供中断，导致股骨头缺血性坏死，常见于股骨颈骨折；二是其他因素，如大剂量长期使用激素者，长期酗酒者，风湿性疾病、类风湿疾病长期服用药物者。

询问病史，本病一般有股骨颈骨折外伤史，或长期应用激素史。但个别患者确无明显诱因。

患髋疼痛是本病的主要症状。患者为缓解疼痛而采取保护性行走姿势，减少患肢的负重。其疼痛可向腰部及下肢传导。跛行是本病的另一个主要症状。跛行是为保护患髋关节而采取的保护性姿势，以缩短患肢的负重时间。跛行会随病情加重而明显，休息会减轻。

在查体时，会发现患者的髋关节活动度因疼痛而明显受限，处于屈曲保护体位，被动活动患髋关节可引起明显疼痛；臀大肌、阔筋膜张肌、内收肌群僵硬，条索压痛明显等。部分患者有腰痛及下肢关节疼痛。

磁共振检查有助于股骨头坏死的诊断。但对于早期的股骨头坏死，磁共振检查亦不一定能发现。

股骨头坏死主要表现是患髋疼痛和功能障碍。治疗目的就是为了解除患髋疼痛和功能障碍。

自从我创立了阴阳平衡埋线疗法后，股骨头坏死的治疗就多了一种有效的方法。在力线平衡理论的指导下，分先后顺序治疗臀大肌、阔筋膜张肌和内收肌群。经阴阳平衡埋线治疗后，患髋疼痛和功能障碍会得以解除，远期疗效稳定，但股骨头变形、塌陷无法改变。外伤后股骨头坏死，跟软组织损伤无关的股骨头坏死，非阴阳平衡埋线疗法适应证。

【病例分享】

患者，男，49岁。

主诉：双侧股骨头坏死 20 年。

患者于 20 年前无明显诱因出现双侧髋关节疼痛，行走困难。曾先后按"腰椎间盘突出症""股骨大转子滑囊炎"等治疗，无效，后经磁共振检查证实双侧股骨头坏死（发病数年后确诊）。曾先后去北京等地数家医院给予治疗，如"股骨钻孔减压引流"（患者自述）等治疗。现疼痛难忍，靠服用止痛药维持，卧床数年。

查体：头、颈、肩、腰无异常。双侧臀大肌、阔筋膜张肌和内收肌群僵硬，压痛明显；髋关节不能活动，动则剧痛。

辅助检查：磁共振显示双侧股骨头坏死塌陷。

诊断：双侧股骨头坏死；双侧臀大肌、阔筋膜张肌、内收肌群软组织损伤。

治疗：从目前的医学水平来说，包括阴阳平衡埋线疗法在内的诸多治疗方法，无法修复坏死的股骨头，也不能控制股骨头的继续坏死。我们所能做的，就是治疗损伤的相关软组织，减轻或消除疼痛，恢复下肢的功能。

在力线平衡理论指导下，用阴阳平衡埋线分次治疗臀大肌、阔筋膜张肌和内收肌群。1 个疗程结束后，休息观察。大约 20 天后，埋线针孔溃烂如感染状，有脓性分泌物排出。患者不仅没有任何不适，反而感觉很舒服，疼痛日见消失。月余，针孔处分泌物逐渐减少，针孔渐渐愈合，患者疼痛已好转大半。查体发现相关软组织压痛僵硬基本消失。40 天左右，再仔细查体，对"遗漏"的压痛条索给予阴阳平衡埋线。经过两个疗程的治疗，患者疼痛完全消失，功能基本恢复正常。

该患者 20 余年来，倾尽家财，四处求医，终不能愈，长期卧床。经阴阳平衡埋线治疗不到两个月时间，疼痛消失，功能得以恢复。从目前国内诸多治疗方法看，阴阳平衡埋线疗法对于和软组织损伤有关的股骨头坏死，确属简便效验。

（三）下肢肿胀

腰部软组织损伤失治误治，迁延日久，可导致下肢肿胀、疼痛及行走困难。

软组织损伤引起的下肢肿胀，应与下肢深静脉血栓和深静脉瓣膜功能不全相鉴别。深静脉血栓是指血液在深静脉腔内异常凝结，阻塞深静脉管腔导致静脉回流障碍，引起下肢远端静脉压力增高，肢体肿胀、疼痛。多见于手术后的患者，也可见于其他人群，可致肺动脉栓塞，危及生命。彩色多普勒检查可准确判断静脉腔内是否有血栓及血栓累及的范围。静脉造影检查是诊断的"金标准"。

深静脉瓣膜功能不全也可以导致下肢肿胀和静脉曲张。本病通常表现为下肢酸胀沉重，平卧休息后减轻或消失。彩色多普勒检查为首选。此类患者不属于阴阳平衡埋线疗法治疗范畴。

【病例分享】

患者，男，72 岁。

主诉：右下肢疼痛肿胀月余。无外伤手术史。

查体：神清，精神差。头、颈、肩无异常。腰、臀、下肢广泛条索压痛。腰脊椎"三种试验"检查阴性。

辅助检查：磁共振提示腰椎骨质增生、腰椎间盘突出、腰椎管狭窄。未做彩超检查。

诊断：右侧腰、骶、臀、下肢软组织损伤。

治疗：由于患者症状和体检符合椎管外软组织损伤，故直接在腰、臀、下肢给予阴阳平衡埋线治疗。患者下床即感疼痛消失大半，很高兴。但1周后，疼痛又作，症状如前。立即行彩超检查，确诊为深静脉栓塞并给予取栓而愈。

这一病例让我再一次认识到辅助检查的重要性。深静脉血栓可导致肺栓塞，危及患者生命！书山有路勤为径，医海无涯学作舟。大医精诚。这要求我们时刻保持谦虚之心，谨慎之心，以患者为师，以天下贤者为师，不能有一丝一毫的放松和懈怠。

（四）膝关节痛

膝关节病应根据患者的主诉、病史、体格检查和辅助检查，以除外膝关节内游离体、半月板损伤、交叉韧带损伤、结核、癌变、感染等病变。因为这些疾病不是软组织损伤引起，需由相关专科给予治疗。

软组织损伤引起的膝关节病表现有下蹲受限、站立困难、上下楼疼痛、膝关节积液、膝关节弹响等。

下蹲受限和站立困难是股四头肌劳损所致。股四头肌劳损以后不能主动缩短和被动拉长，导致下蹲受限和站立困难。多见于成人。X线片提示膝关节骨质增生，关节间隙变窄。

运用阴阳平衡埋线疗法治疗时，根据代偿与失代偿理论，应检查股四头肌的拮抗肌，如臀大肌、臀中肌、臀小肌、阔筋膜张肌、腘绳肌及小腿三头肌。治愈了这些软组织后，股四头肌立刻得以放松，功能随之得以改善，下蹲或站立功能得以恢复。当然，如果股四头肌有继发性损伤（多见于年深日久的患者，膝关节上、下有压痛的筋结、条索），也应给予治疗。适宜的功能锻炼对股四头肌的康复很重要，意在放松相关肌群对股四头肌的拉力，增强股四头肌的功能。

【典型病例】

患者，女，86岁，农民。

主诉：双膝关节疼痛，下蹲不能，站立困难20余年。曾多方求治无效。

查体：颈、肩部无异常。腰曲大，无侧弯，双侧臀大肌、阔筋膜张肌广泛条索压痛，双侧内收肌群压疼，膝关节局部无明显压痛，比目鱼肌紧张，压痛轻。

诊断：双侧臀大肌、阔筋膜张肌、内收肌损伤。

治疗：根据力线平衡理论，先后治疗臀大肌和阔筋膜张肌、内收肌群等。1个疗程结束后（相关部位治疗1遍为1个疗程），让患者回家休养。

20天后复诊：双侧臀大肌、阔筋膜张肌、内收肌群均无条索，压痛消失，下蹲和站立基本正常。嘱避免受凉，注意保暖，随访3年无复发。

原来我治疗膝关节病，基本都是在膝关节局部治疗，而从来没有全身查体和力线分析，更没有阴阳平衡理论的应用。为了松解髌骨周围的筋结、条索（四处求学，老师就是这么教的），我试用了硬膜外麻醉技术，用1%的利多卡因经L3～L4椎间隙注药硬膜外腔，用药量因人而异，当达到无痛时，患者仰卧位，腘窝垫一枕头，松解髌骨周围的筋结、条索。我清楚记得，累得我双手都没有知觉了，髌骨周围不知扎了几百下，患者第二天诉效果好极了，蹲站没有任何疼痛不适，对我大加赞赏。用这一思路连续治疗几个患者，正当我自认为找到了解决膝关节痛的好办法时，患者却在1周后告诉我，效果为零，这让我心里十分沮丧。由于屡试屡败（每次外出学习后都信心满满，回到临床都一筹莫展），有一年多的时间我干脆不接诊膝关节痛的患者。但是，我们这里是农业大市，棉花种植面积大，很多人年纪轻轻便患上了严重的膝关节痛，功能逐渐丧失，最后卧床不起。有条件的患者行双膝关节置换术，但术后膝关节仍然是僵硬疼痛和功能障碍。

自从阴阳平衡埋线疗法确立后，我才真正明白：膝关节痛、膝关节积液、膝关节弹响只是症状，其根本原因是膝关节上下方软组织损伤引起。当膝关节上下方软组织如比目鱼肌、内收肌群、臀大肌等损伤以后，会由膝关节部位的软组织代偿其功能，久之则膝关节部位软组织会因为劳损而出现症状如疼痛、积液、弹响。治疗时，只需处理膝关节上下方软组织即可。当膝关节上下软组织治愈后，其对膝关节的拉力正常，膝关节疼痛、积液、弹响等随即消失。

对于轻度软组织损伤，不必应用阴阳平衡埋线治疗。针对损伤的软组织，给予针灸和中药热敷，疗效肯定。临床每每发现，按这样的方法治疗数次后，压痛的条索消失，患者就有了很稳定的远期疗效。只有对陈年痼疾、条索僵硬的软组织损伤，才考虑用阴阳平衡埋线治疗，这样的患者仅占少数。

对膝关节疼痛明显者，查体发现全身无明显软组织损伤，颈椎和腰椎曲度在正常生理范围、无明显侧弯者，治疗应从脊柱入手。一般来说，多数是腰椎病变，即腰段多裂肌、回旋肌损伤，压迫到支配下肢的神经所致，针刺至椎板松解多裂肌、回旋肌即有好的效果。但是，如果软组织损伤严重，针刺至椎板有效但不稳定，可以考虑应用阴阳平衡埋线治疗。

如果患者面色萎黄、饮食入眠差、有全身性疼痛和诸多的内科病，这往往提示患者体内寒湿较重，应直接给予阴阳平衡埋线治疗，取其沟通阴阳、生三焦之火之功，激活或解放全脊柱神经根。五脏六腑、四肢百骸各司其职，人体阳气渐渐恢复，包括膝关节痛在内的诸多疼痛、麻木、肿胀、积液和相关内科病会逐渐消失。这样的病例切不可在局部治疗。

当然，治愈了膝关节上下方软组织如臀大肌、内收肌、比目鱼肌后，如果股四头肌确有继发性损伤（膝关节上方的股四头肌有较粗的筋结条索），也应给予治疗。比如针灸、中药热敷均可。由于臀大肌、内收肌、比目鱼肌，甚至腰椎、腹部都已得到治疗，所以股四头肌的条索很容易治疗。一般来说，几次就可以将股四头肌条索松解开。

适宜的功能锻炼同治疗同样重要。应鼓励、指导患者做适宜的锻炼如慢跑、太极拳、拉伸、游泳等，针对不同人群设计出特定的锻炼方法，指导患者既要持之以恒，又要循序渐进。

在锻炼的同时，应定期给予检查，特别注意全脊柱有无曲度异常和侧弯，并及时给予调理。既要恢复全身软组织的正常功能，又要注意力线平衡。特别对锻炼方法不恰当、工作姿势不正确者，应提出建议以纠正。

（五）膝关节积液

膝关节积液是临床较为棘手的一个病症。原来由于没有代偿与失代偿理论，不知道膝关节的病变往往是他处软组织损伤的一个临床表现，所以在治疗上仅盯着膝关节下手，如抽出膝关节积液注入药物（如激素药＋营养神经药等）及弹力绷带加压包扎，结果往往是治而不愈。阴阳平衡埋线疗法的确立，明白了膝关节的病变应查找膝关节上下方软组织如比目鱼肌、内收肌群、臀大肌和腹部、腰部软组织。这些软组织损伤得以治愈，气血通畅，则膝关节积液和膝关节病变随即消失。

膝关节积液应治疗膝关节上下方损伤的软组织，治疗方法可用针灸和中药热敷。压痛的筋结条索彻底消失，患者才会有稳定的远期疗效。如果针灸、中药热敷效果不佳，应用阴阳平衡埋线治疗其相关损伤的软组织，取其沟通阴阳、生三焦之火之功。临床每每见到，相关损伤的软组织给予阴阳平衡埋线治疗后，膝关节积液迅速消失大半或完全消失，起效之神速连我自己也感叹不已。

【典型病例】

患者，女，62 岁，退休教师。

主诉：右膝关节肿痛 2 个月。无外伤史。

查体：颈、肩、腰无异常。右膝关节肿胀，浮髌征阳性。右侧臀大肌、内收肌群及比目鱼肌压痛明显。

诊断：右侧臀大肌、内收肌、比目鱼肌损伤。

治疗：膝关节积液只是临床表现而已，根本原因是膝关节相关软组织损伤导致气血运行障碍所致。治疗上应崇土制水，相关软组织损伤治愈后，气血畅通，积液自然消失。给予右侧臀大肌、内收肌群、比目鱼肌阴阳平衡埋线治疗。1次治疗后，膝关节积液消失大半。相关软组织治疗1遍后，让患者在家休养，避免寒凉。1周后电话告知：膝关节肿胀、积液消失，活动正常。随访1年未见复发。

令人不解的是，磁共振提示膝关节内交叉韧带损伤、半月板损伤的患者，应用阴阳平衡埋线治疗相关软组织后，居然能使膝关节疼痛、功能障碍消失。西医学认为膝关节内半月板损伤、交叉韧带损伤是需要手术治疗的，那么治愈了膝关节上下方软组织以后，膝关节为什么就不痛了呢？难道半月板损伤、交叉韧带损伤不会引起膝关节痛或仅是引起膝关节痛的一个原因吗？这一点我正和相关专科医生在探讨中，并请同道一同关注之。

（六）腘窝囊肿

腘窝囊肿位于腘窝内，腓肠肌和腘绳肌之间，与膝关节腔交通。一般认为本病常继发于骨性关节炎，由于关节腔积液，压力增高，滑膜向后突出而成。

据我个人临床观察，腘窝囊肿与软组织损伤有因果关系。常见于臀大肌损伤、腘绳肌损伤、比目鱼肌损伤。

本病一般表现为腘窝内有圆形或椭圆形肿块，无压痛，稍有活动度，有饱满波动感。有的患者可有膝关节的退行性改变如骨质增生等。体格检查时，在腘窝部可触及有弹性的波动性肿物，境界清楚，表面光滑，质地柔软，无明显压痛，与皮肤无粘连。

超声检查对于腘窝囊肿具有无创，安全，可清楚显示囊肿的位置、大小、形态及内部回声之优势，可作为首选的辅助检查。

在治疗上，同手腕部腱鞘囊肿一样，以前我对腘窝囊肿也是采用手术治疗，但多有复发。也曾耳闻腘窝囊肿抽出积液、注药的方法，后来因严重感染而采用开放手术者。患者苦不堪言。自从阴阳平衡埋线诊断理论创立后，我便将其应用于本病的治疗，疗效较为可靠。从某种意义上可以说，阴阳平衡埋线疗法的出现冲破了传统思维的束缚，如对腱鞘囊肿的治疗，对腰椎管狭窄、膝关节痛的治疗，对盆腔炎的治疗等。相信，随着阴阳平衡埋线疗法实践的深入，其适应证必会逐渐拓宽，对其涉及领域的研究也会更加深入。

对腘窝囊肿的治疗，要检查腘窝上下方软组织如臀大肌、腘绳肌和比目鱼肌，应用针灸或阴阳平衡埋线，彻底消除压痛的筋结条索，远期疗效是肯定的。

【典型病例】

患者，女，52岁。

主诉：右侧腘窝囊肿1年余。

1年前无明显诱因出现右侧腘窝囊肿，逐渐增大，右下肢在劳累时有酸胀感。

查体：右侧腘窝内有囊肿，约3cm×4cm大小，光滑有活动度，无压痛。腘绳肌和比目鱼肌损伤，有条索，压痛明显。

辅助检查：彩超提示腘窝囊肿。

诊断：右侧腘绳肌、比目鱼肌损伤。

治疗：针灸治疗腘绳肌和比目鱼肌压痛的条索。2次治疗后，囊肿消失，下肢的酸胀感完全消失。

（七）半月板、交叉韧带损伤

对于膝关节内半月板、交叉韧带损伤的患者（经磁共振检查证实），从理论上说是必须手术的，但我发现在临床上经治愈了相关软组织后（全身查体），膝关节痛可以消失，功能可以恢复。现在我正在和相关专业医生进行沟通、观察，到底什么样的半月板损伤、交叉韧带损伤需要手术。我想这对于外科医学的进步是有益处的。

（八）足部疾病

1. 足跟痛

根据代偿与失代偿理论，足跟痛多由有颈部软组织损伤、背部软组织损伤、腰部软组织损伤、腹部软组织损伤、臀部软组织损伤及下肢软组织损伤引起。据我临床总结发现：臀部软组织损伤和比目鱼肌软组织损伤占大多数。

在阴阳平衡埋线疗法确立之前，我一直沿用书上和其他老师的治疗方法，如封闭、锤击跟骨等治疗方法，未做过跟痛症的手术治疗，即切除骨赘、跟骨多方向钻孔减压、跟腱膜松解、部分切断等。

现在治疗足跟痛只需治疗比目鱼肌、内收肌、臀大肌，绝大多数的足跟痛均可治愈。对少数患者需全身查体，根据腰椎曲度和侧弯情况，治疗腰、背、颈部软组织或腹部软组织，没有1例患者是直接在足部做治疗的。

【典型病例】

患者，男，76岁。

主诉：左足跟痛2年余。

晨起时疼痛明显，活动后减轻，劳累、受凉后加重。无外伤史。

查体：颈肩腰无异常，左臀大肌条索压痛明显，按压时向左下肢放射。

辅助检查：X线片提示左足跟骨刺。

诊断：左臀大肌损伤。

治疗：左臀大肌给予阴阳平衡埋线治疗，下床立愈。后经常介绍患者来就诊，诉左足跟无任何不适。

足跟痛患者X线检查往往提示足跟骨刺，这只是临床症状而已，切不可直接在足部做任何治疗。应全身查体，根据力线平衡理论分析是哪块或哪几块肌肉损伤，辨证施治，如此才会取得稳定的远期疗效。

2. 脚扭伤

脚扭伤多见于脚外踝。急性脚扭伤可见足外踝肿胀、瘀血，甚至整个脚肿胀瘀血。急性脚扭伤迁延不愈，可发展成脚踝的慢性疼痛，影响全身。查体可见脚外踝处肿胀，压痛明显，腓骨长肌、腓骨短肌和阔筋膜张肌条索压痛明显，可引起腰痛或头晕等。

急性脚扭伤应行常规X线片检查，排除骨折。治疗上，休息、冷敷均可采用，但不宜行推拿、热敷。阴阳平衡埋线治疗立效，恢复极快。

【典型病例】

患者，男，18 岁，学生。

主诉：右脚扭伤 20 天。

于 20 天前打篮球时不慎扭伤右脚，肿胀、疼痛，不能行走，X 线检查无骨折。口服消炎活血类药物及患处贴膏药，在家休养，但脚踝肿胀疼痛无明显好转，来我处求治。

查体：右脚外踝肿胀，瘀血明显，拒按。余无异常。

诊断：右脚外踝软组织损伤。

治疗：给予右脚肿胀瘀血处阴阳平衡埋线治疗，1 次即愈。电话随访，1 周后即能上课，行走自如，无任何不适。嘱近期勿做剧烈活动。

慢性脚扭伤应重点检查治疗腓骨长肌、腓骨短肌、阔筋膜张肌。当然脚踝处肿胀疼痛也应一并治疗，做到标本兼治。推拿、中药热敷、针灸均可应用。经以上治疗效果不佳者，可用阴阳平衡埋线治疗，1 ～ 2 次可愈。

3. 足外侧痛

足外侧痛相当于足第 5 跖骨处疼痛。查体可见第 5 跖骨处并无压痛，而腓骨长肌、腓骨短肌压痛明显，治疗腓骨长肌、腓骨短肌即可。

【典型病例】

患者，男，41 岁。

主诉：右足外侧痛 2 月余。

行走劳累后加重。足部 X 线片检查无异常。

查体：右侧腓骨长肌条索压痛，余无异常。

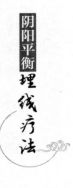

诊断：右侧腓骨长肌损伤。

治疗：右侧腓骨长肌给予针灸、中药热敷治疗。4 次而愈。

4. 足内侧痛

足内侧痛（相当于足内侧楔骨和第 1 跖骨部位），属胫骨前肌损伤。

【典型病例】

患者，女，53 岁。

主诉：左足内侧痛。无外伤史。

查体：左胫骨前肌条索压痛。

诊断：左胫骨前肌损伤。

治疗：针灸治疗左胫骨前肌压痛的条索。2 次而愈。

5. 足趾痛

足趾痛属趾短伸肌损伤所致者，治疗趾短伸肌起点即可。阴阳平衡埋线为首选，效果肯定。

【典型病例】

患者，男，48 岁，新疆人。

主诉：右足五个足趾痛 5 年余。

自述右足五个足趾疼痛，行走困难。在新疆做磁共振提示 L3、L4、L5 椎间盘突出，按腰椎间盘突出治疗 2 年无效。听人介绍而长途奔波来我处治疗。无外伤史。

查体：颈、肩、腰、臀无异常。右侧趾短伸肌条索筋结，压痛明显。

治疗：给予右侧趾短伸肌阴阳平衡埋线治疗，1 次而愈。

6. 足底麻痛

足底麻痛多属胫骨后肌群损伤所致。治疗时，用针灸针从胫腓骨之间前面入针，从上至下取 3～4 个穴位，针至胫骨后肌群，立效。

7. 踝管综合征

踝管综合征临床表现为足的放射痛、灼热痛、刺痛或麻木。如在踝管局部治疗（屈肌支持带），虽有近期疗效，但易复发。应仔细查体，重点检查臀大肌、内收肌群、比目鱼肌等，方有稳定的远期疗效。

【典型病例】

患者，女，38 岁。

主诉：右脚麻痛月余。

1 月前不慎将右脚扭伤，曾在当地给予治疗。但右脚在劳累时仍感疼痛、麻。

查体：颈椎、腰椎无异常。右侧内收肌群压痛明显，右侧内踝内下方可触及疼痛的条索。

诊断：右侧内收肌群损伤，右侧屈肌支持带损伤。

治疗：右侧内收肌群、屈肌支持带分别给予阴阳平衡埋线治疗，1 次而愈。

内科病变

　　临床上以内科病为主诉的患者，经查体，相关区域有软组织损伤病变者，可给予强刺激推拿、针灸等预示性疗效测定。如果主诉不适明显减轻，则软组织损伤之相关内科病基本成立。

　　必须注意，对于陈年痼疾、全身广泛软组织损伤、体质羸弱的患者，针灸、推拿及中药热敷效果未必好。对这类患者的诊断是有难度的。医生须有足够的经验方可诊断出标本关系，治疗时可直接应用阴阳平衡埋线。

（一）心脏病

　　阴阳平衡埋线疗法治疗的心脏病，实质是椎管外软组织损伤引起的心血管系统的表现。这类患者多有长年心慌胸闷、心律不齐（如房颤、早搏）等，年龄有 40 岁左右者，也有 80 岁左右者。患者自述在多家医院治疗过，辅助检查提示无明确的心血管介入治疗的手术指征，即冠状动脉无明显供血不足，而服药治疗也无明显效果。有的患者甚至曾有数次"抢救史"。

　　经仔细查体，往往会发现此类患者多有颈、背、肩、胸、腹甚或腰椎广泛软组织损伤。有的仅有颈部软组织损伤，比如颈椎明显偏歪，头夹肌、颈夹肌、斜角肌筋结条索、压痛非常明显；有的患者表现为锁骨下、前胸（胸骨、肋软骨区域）部位广泛软组织损伤；有的患者表现为肩关节软组织损伤，如三角肌损伤、肱三头肌损伤、胸大肌肱骨附着处软组织损伤；有的表现为腹部软组织损伤如剑突下、肋弓、上腹部筋结条索，或面积较大的僵硬区域，压痛明显；但也有不痛者，仅表现为大面积僵硬区域；有的表现为腰痛，且腰痛发作与心脏病的症状有明显的因果关系；有的表现为背部数个筋结或条索等，伴有胸椎椎体错位；等等。查体无明显软组织损伤的患者极少。对于查体无明显软组织损伤，而患者又有明显的心慌胸闷、心律不齐等症状，冠状动脉造影无明显血管狭窄者，可考虑多裂肌、回旋肌损伤压迫颈、胸段相关神经根引起，可试用针灸针（本人多用 0.35mm×50mm 针灸针）治疗，要求针至椎板，接温针电针仪。如果经一次或几次治疗有明显疗效，应行颈、胸段脊柱埋线，疗效肯定。

特别注意锁骨上下区域的查体。锁骨上方有斜角肌、胸锁乳突肌和斜方肌上份，锁骨下方是锁骨下肌。对这些区域查体应轻柔、准确。有的斜角肌筋结如葡萄、黄豆大小，紧邻锁骨，按压之引起手麻、加重心内不适等，应予小心。这可间接诊断心脏不适是否与此筋结有因果关系。

最应警惕的是以胃病、胆囊炎为主诉的患者。这类患者往往没有心慌胸闷、心律不齐等心脏病表现，却有"多年胃病""多年慢性胆囊炎"等主诉。查体发现颈、背、肩、胸、腹等无明显软组织损伤，特别是中脘区域、肝胆区域无明显的筋结条索，而患者却有精气神的异常，饮食入眠差，稍一活动即有心慌胸闷等心脏不适，如果行冠状动脉造影往往提示有严重的供血不足。必须指出的是，此类患者大多会忽略做心脏相关检查，导致医患双方都会误认为心脏无明显问题。这是大家最应注意的，此类患者不属于阴阳平衡埋线疗法的适用范围。

我早年曾多次进修于省级医院和市中心医院的肿瘤外科、普外科及相关的外科专业，参与抢救了很多患者，感触颇深。诚然，上级医院无论医疗技术还是抢救设备、抢救药品都很完备，各专科能协同配合，所以很多看似较重的心脏病，均能在心血管专科的监护下完成相关手术。而对于从事软组织损伤工作的医务人员来说，必须想到这类风险，采取应对措施，才能最大限度地降低医疗事故的发生。应用阴阳平衡埋线疗法治疗心脏病乃至各种疑难杂症，都要有风险意识，并且有应对风险的措施。

临床中每每有"阑尾炎""疝气"等小手术后数天而患者突然死亡者（多发生在条件较差的医院，对心血管系统监护不够），也有"胃病多年"而猝死者即是例证。不怕做不到，就怕想不到。所以我们在临床中应时刻提醒自己："宁把胃痛当心痛，不把心痛当胃痛。"

在治疗上，狭义来说，软组织损伤相关心脏病的治疗仅治疗颈、肩、前胸、腹部即可。当这些部位的压痛、筋结、条索等治愈后，气血通畅，供应心脏的气血也得以通畅，则诸症自解。

心包与胃别通，应注意胃脘区的筋结条索或大范围的压痛区域、僵硬无痛的区域之软组织损伤的治疗。心与胆别通，应注意肝胆区压痛筋结条索的治疗。这一区域的筋结条索常位于右季胁区，压痛明显、僵硬。

治疗时须检查准确，治疗彻底，以免"复发"。肩关节的处理尤应注意三角肌、胸大肌的损伤。肩前循行的有肺经、心包经。肺主气，心生血，心包代心受邪。气行血行，气滞血瘀。有不少心脏病的问题就体现在这一区域。

锁骨下肌、斜角肌在心脏病的治疗中尤为重要。这一区域不仅有供应大脑的椎动脉，更有上传下达的交感神经。这一区域的筋结、条索可以直接或间接卡压椎动脉（引起头晕）、交感神经，引起头部诸症如头痛、头晕、耳鸣、眼干眼涩、健忘失眠、高血压，还可引起心悸胸闷、心律失常之心脏症状。

据我20余年临床经验，治愈了锁骨上下区域的软组织损伤，不仅对心慌胸闷有特效，而且对头晕、头痛、眼干眼涩、流泪、耳鸣、健忘失眠诸症也有佳效。

当然，对头痛、头晕的患者，须经磁共振等检查并由专科医师会诊，以除外颅内病变。

有些心慌胸闷的患者，椎管外无明显的软组织损伤、冠状动脉造影无明显狭窄者，应考虑颈胸段神经根卡压所致。针对颈胸段多裂肌、回旋肌进行针灸及阴阳平衡埋线治疗，常常收到奇效。

腰椎及下肢病变引起的心脏病症状，应结合力线分析和预示性疗效测定以确定彼此之间是否有因果关系。据个人临床经验，臀大肌、比目鱼肌损伤的患者，可引起心脏症状。结合查体，针对比目鱼肌、臀大肌给予强刺激推拿（应注意患者耐受度）或针灸治疗，看是否能取得疗效。如果有效，但不持久，可应用阴阳平衡埋线，以收全功。

【典型病例】

患者，女，69岁。

主诉：间断胸闷、胸痛10余年。

10年来，患者经常有胸闷、胸痛等心脏不适症状。严重者可致昏迷，需急救方效。此种情况每年发作 1～2 次。曾在多家大医院医治无效，经常口服心脏病类药物以维持。

查体：面色萎黄，消瘦，语言无力，头、颈、肩、臂、前胸、腰和下肢广泛软组织损伤。

辅助检查：省级医院相关辅助检查示心脏无明显异常。

诊断：椎管外软组织损伤。

治疗：根据力线平衡和经络之辨证，急则治标、缓则治本之原则，顺序治疗前胸、腹部、背部、腰椎等软组织损伤。1 个疗程后（相关区域治疗一遍），患者脸色较前红润，两眼有神，声音洪亮，饮食入眠好，能从事日常劳作。休息 20 天后，进行第 2 个疗程的治疗。共治疗 2 个疗程而愈，随访 3 年无复发。

软组织损伤引起的心脏病临床较为常见。此类患者症状明显，但心血管相关检查无异常，服用心脏病类药物无效。阴阳平衡埋线疗法从发病原理、诊断思路及治疗方法都给予了明确回答。

（二）哮喘

通常认为，哮喘是多种不明确的原因导致的慢性支气管的炎症反应，表现为喘息、气促、胸闷、咳嗽诸症。发作期胸廓膨隆，叩诊过清音，有广泛的呼气相为主的哮鸣音；严重者可有呼吸费力、大汗淋漓、发绀、心率增快等。哮喘严重发作时可有缺氧、PaO_2 降低、pH 值上升；X 线检查双肺透亮度增加，呈过度充气状态。此病无特效治愈手段。

中医认为：哮喘是人体阳气虚损所致。脾主肌肉，后天之本，化生气血。若脾虚运化失职，痰浊内生，上储于肺，壅塞气道，痰鸣气促。故脾为生痰之源，肺为贮痰之器。

中医治疗哮喘的思路即健脾，无论是中药还是针灸，组方辨证的指导思想是健脾益气。

据我临床总结，有些哮喘患者软组织损伤的表现比较明显，属阳虚阴盛之阴病。阴病治阳，阴阳平衡埋线治疗技术正是切中要旨，理通效捷。通过阴阳平衡埋线之沟通阴阳、生三焦之火之功，人体阳气迅速得以提升，阴阳平衡，则诸症自消。

脾土肺金，脾母肺子，相亲互爱，相依而生。通过健脾益气，化生气血，则肺子得以佑护滋养，其咳嗽哮喘诸症自消。

健脾的具体思路是治腹部和四肢（以四肢阴经循行区域为重点，寓阴中求阳之意）。此为治本之法。

同时对颈胸椎及前胸之压痛的筋结条索给予治疗，此为治标。

对颈椎、胸椎的治疗可考虑用针灸针至椎板，意在松解颈椎、胸椎段的多裂肌、回旋肌，解放支配呼吸系统的神经根，虽为治标，实则极为重要。如果针灸有效但不持久，或患者体质很差，饮食及日常劳作明显受限，可直接给予脊柱阴阳平衡埋线治疗，取其沟通阴阳、生三焦之火之功，恢复人体阳气，快速改善病情。

言不可治者，未得其术也。这个"术"是指对疾病的认识并在认识的基础之上产生的治疗方法。

万物不外阴阳。阳化气，阴成形。阳盛阴病，阴盛阳病。比如阳虚阴盛之病，患者会有从头至脚的全身无处不适，如果对其认识不清，多诊为"某综合征""某炎""神经官能症""抑郁症"等。而如果对其本质认识清楚，则一切症状均可合情合理地而不是牵强附会地解释清楚。如果是阳虚阴盛，则人体一派寒象，会

第三章　阴阳平衡埋线疗法临床实例及辨析

155

有全身的疼痛、怕冷、心内不适、胃痛不能食、慢性肠炎、盆腔炎、小便频数等。

据个人总结，目前还没发现副作用小、疗效可靠、适用于多数患者的治疗软组织损伤引起的各种病症的方法。这也正是我十几年苦苦探索的强大动力所在。现在，阴阳平衡埋线疗法应运而生，很大程度上解决了软组织损伤的治疗难题。

相信在不久的将来，阴阳平衡埋线疗法会造福越来越多的患者。

关于哮喘，需要注意的是心源性哮喘，常见于左心衰竭。患者阵咳，常咳出粉红色泡沫痰，两肺可闻广泛的水泡音和哮鸣音，左心界扩大，心率增快，心尖部可闻奔马律，胸部 X 线检查可见心脏增大，肺淤血征。这类哮喘，以及其他经过认真查体与软组织损伤无关的哮喘，均非阴阳平衡埋线疗法之所宜。

【典型病例】

患者，男，39 岁，工人。

主诉：哮喘病 5 年。

患者每年冬季咳嗽、哮喘加重，天暖好转。久治不愈。

查体：颈、肩、背、前胸广泛软组织损伤，压痛明显。肋间隙正常，双肺听诊呼吸音正常，无干湿啰音及哮鸣音。心率 82 次 / 分，律齐。

辅助检查：肺功能检查、肺部 X 线检查、血气分析无异常。

诊断：椎管外颈、肩、背、胸部广泛软组织损伤。

治疗：应用阴阳平衡埋线治疗，1 个疗程而愈。嘱注意保暖，避免寒凉。随访 2 年无复发。

（三）胃病

胃与心包别通，心包代心受邪。所以凡是以胃病为主诉的患者，都应常规检查是否为真性心脏病（详见"心脏病"章节）。对于食管胃息肉、胃溃疡、慢性胃炎、十二指肠溃疡，可以应用阴阳平衡埋线疗法辨证论治。

对于以胃病为主诉的患者，应仔细检查胃脘区、肝胆区、耻骨联合上下区域及背部软组织，特别注意 T9 ～ T12 处有无压痛的筋结、条索和椎体偏歪。对四肢的检查应重点关注四肢阴经循行区域的筋结、条索。上肢阴经有心包经、肺经，心包与胃别通，肺主一身之气，气行则血行，气滞则血瘀。故治心包即治胃，治胃必治心包。下肢的阴经有肝、脾、肾三条经络。肝属木，脾属土，肾属水；木土相亲互爱，崇土制水。治肝、肾、脾即治脾，治脾即治胃。肚腹三里留。但相当多的胃病治足三里仅能取一时之效，或无效。而从四肢（阴经）及腹部（压痛的筋结条索）论治，思路明确，效果肯定。

对胃脘区的筋结条索，或面积较大的僵硬无痛的软组织损伤的治疗，是治标。但对于胃痛不能食者，确能立竿见影地解决患者饮食问题，为治疗争取时间。肝胆属木，脾胃属土；肝胆分泌胆汁和脾胃一起消化食物，木土相亲互爱。所以治脾胃同时也应治肝胆，治肝胆同时也宜治脾胃。

颈背部压痛的筋结、条索是必须处理的。但也确有少数患者，查体并没有发现颈背部有压痛的条索或僵硬的区域，但患者却有胃病等诸多内科病。这大多是多裂肌、回旋肌损伤，卡压到支配内脏的神经所致。对于体质较瘦的患者，用较大的力按压椎板处的多裂肌、回旋肌，确能引起酸、痛或舒适感；但对于大多数人来说，是检查不到多裂肌、回旋肌损伤的。诊断依据是根据患者诸多的内科病主诉、相关检查阴性如冠状动脉造影无明显异常和查体无明显软组织损伤。针刺时针至椎板松解多裂肌、回旋肌，解放支配脾胃的神经根，多有佳效。对体质差或针灸有效但不持久者，可直接应用阴阳平衡埋线技术。

【典型病例】

患者，女，50岁。

主诉：胃病6年。

6年前，患者无明显诱因出现胃痛。喝稀饭时不明显，进食肉类、水果、馒头等食物，则胃痛加重。3月前因食管、胃息肉行手术治疗，术后症状未见明显改善。

查体：消瘦、面色蜡黄、言语无力、表情痛苦。中脘区大面积僵硬、压痛；背部广泛软组织损伤，以胸腰部为重。

诊断：腰背腹部广泛软组织损伤。

治疗：采用阴阳平衡埋线治疗。顺序治疗胃脘区、背部、腰部软组织损伤。1个疗程后，患者胃痛逐渐消失，能进食水果、肉类食物。面色较前红润，体重增加，睡眠改善。1个月后继治第2个疗程，完全治愈。嘱忌食生冷，舒畅情志，适当运动。随访4年无复发。

其他病变

（一）面瘫

西医认为，面瘫多由脑血管病、颅内肿瘤、炎症、病毒、糖尿病等引起。

据我临床观察，面瘫多与受凉导致的头部、颈部、面部软组织损伤有因果关系。

小时候我就经常听老人说不要坐在风口乘凉（房屋之间狭窄的空隙，这样的空隙风速是比较快的），不要出了汗立即用凉水洗脸。当时也确实听到了很多例子，坐在风口乘凉、出大汗用凉水洗脸而导致面瘫者。现在知道了原因，即人体出汗后，被凉风侵袭致寒邪侵入人体，气血运行障碍，伤及头、面、颈部软组织，终致面神经营养障碍而出现面瘫。

对面瘫发病时间在数月之内的患者用阴阳平衡埋线治疗头部、颈部、面部相关损伤的软组织，效果立竿见影，少有后遗症。对发病时间几年以上者，经同样思路治疗后，疗效仍然很好。这说明面瘫的发病原因与椎管外软组织损伤也有因果关系。对颅内血管病变、颅内肿瘤引起的面瘫患者，除非有证据证明当颅内血管病变、颅内肿瘤治愈后，面瘫随即痊愈，方可认为其存在因果关系。事实上，这样的病例也许仅占极少数。

（二）面肌痉挛

传统认为，80% ～ 90% 的面肌痉挛是由于面神经出脑干区存在血管压迫所致。换句话说，面肌痉挛的治疗必须从颅内入手。我原来的一位朋友患面肌痉挛，也确实是经开颅、在相应的血管和神经之间放一隔垫而痊愈（患者口述）。

但我在临床中却发现：治愈了头、颈、面、背、肩、胸部位相关软组织损伤以后，面肌痉挛不仅立竿见影，而且远期疗效稳定，这让人不可理解。治疗了颅外软组织，面肌痉挛怎么痊愈了？是否有两种可能：一是经检查（具体检查方法我不知道）证实面肌痉挛确属颅内病变，如血管病变、神经病变、肿瘤引起者（我接触过的颅脑手术多是外伤出血或脑血管意外出血，经开窗钻孔引流治愈，没有接触过颅内血管病变、颅内神经病变、颅内肿瘤引起面肌痉挛而手术者）；二是颅脑外软组织损伤而影响到面神经的气血供应导致面肌痉挛者。我临床见到的面肌痉挛均按颅外软组织损伤治愈。我的那位好友，面肌痉挛是在很多年前的事儿，那时我的阴阳平衡埋线疗法的诊断思路和治疗方法还不成熟，尚没有治疗过这方面的疾病。

（三）中风后遗症

中风后遗症一般包括言语不清、口眼歪斜、上肢和手伸不直（功能部分或全部丧失）、下肢不能抬离地面、拖腿、迈不开步及小便失禁等。查体可发现患者的颈部、面部、舌骨上下肌群压痛；上肢的肱二头肌、指屈肌僵硬挛缩、压痛；下肢的臀大肌、腘窝、比目鱼肌僵硬、压痛，耻骨联合上下软组织僵硬、压痛。

此类患者总的治疗思路是在力线平衡理论指导下治疗颈椎（包括项平面）、肩周，恢复大脑的血液供应。这是最根本的治疗思路。其次才是治疗面部、上下肢僵硬、挛缩的软组织。

1. 头面部软组织的治疗

治疗颈部软组织如头夹肌、颈夹肌等，以及面部软组织如颞肌、咬肌、下颌舌骨肌群，则语言不清、口眼歪斜等中风后遗症均有不同程度改善，有的患者症状改善非常快。

2. 上肢的治疗

对上肢症状，主要治疗肱二头肌和指屈肌压痛的条索。阴阳平衡埋线疗法是首选。

3. 下肢的治疗

对下肢的症状，主要治疗臀大肌、腘窝、比目鱼肌，这样患侧的下肢就可抬高，拖腿现象就会有明显改善。

我曾治1例男性患者，65岁，中风后右下肢拖腿10余年。经检查发现右腘窝软组织损伤非常严重。给予右侧腘窝按摩5分钟后，拖腿现象立即缓解。继给予阴阳平衡埋线治疗，治疗1次后，拖腿现象基本消失。

上述思考和临床效果有待在以后的临床工作中不断探索、研究，从而使阴阳平衡埋线疗法更趋科学、完善。

（四）带状疱疹后遗神经痛

一般认为，带状疱疹后遗神经痛是水痘 – 带状疱疹病毒引起的急性皮肤病。病毒对神经的侵袭是发生后遗神经痛的根本原因。

在疱疹发作期，应给予足量抗病毒治疗，可以最大限度限制疱疹病毒对神经的破坏，显著降低疱疹后遗神经痛的发生。西医治疗多以激素、抗病毒药物和营养神经药物为主。中医治疗以放血、针灸、汤药为主要治疗思路。

受传统认识的影响，我一直认为带状疱疹后遗神经痛不属于阴阳平衡埋线治疗范畴。因为带状疱疹后遗神经痛确实不是软组织损伤（也许是软组织损伤的一种特殊形式），而是病毒伤害神经引起的病痛。在一次试验性治疗中，发现阴阳平衡埋线竟有很好的效果。尽管治疗原理还不十分清楚，但由于确有疗效，故一并分享出来，供各位同道参考。

对带状疱疹后遗神经痛的治疗，应用阴阳平衡埋线治疗时，应超范围埋线，即包括皮损区周围 1cm 左右埋线治疗。要求对皮损区严重的地方针距密一些。治疗的同时不需要服用任何药物。

对疱疹初起的患者，阴阳平衡埋线治疗的思路仍然是包括疱疹区的超范围埋线。

【典型病例】

患者，男，72 岁，农民。

主诉：带状疱疹后遗神经痛 20 余年。

20 年来，患者曾就诊于各大医院，接受包括神经损毁在内的各种治疗方法，均无效。

查体：左季胁部见带状疱疹后残余不规则皮损区。

诊断：带状疱疹后遗神经痛。

治疗：给予带状疱疹后皮损区阴阳平衡埋线。当天夜里即能安然入眠，疼痛减轻十之八九，患者喜极。

对于带状疱疹后遗神经痛应用阴阳平衡埋线疗法治疗，病例还不多，也有无效的病例，其治疗机理尚在探索过程中。

（五）男科病

应用阴阳平衡埋线疗法治疗的男科病主要有慢性前列腺炎、术后尿失禁、性功能低下、前列腺肥大等，下面主要介绍一下对慢性前列腺炎和前列腺肥大的治疗。

1. 慢性前列腺炎

慢性前列腺炎是中老年人的常见病，常影响患者的生活质量。其发病可与性生活、泌尿系炎症及精神心理因素有关。通常以疼痛为其主要临床表现。疼痛主要表现在阴囊、睾丸、小腹、会阴、腰骶、股内侧等部位。排尿异常也是本病的一个突出表现，多表现为尿痛、尿频、尿道灼热，甚至尿失禁。另外，慢性前列腺炎也可见其他症状，如合并神经功能紊乱症状，出现头晕、失眠、焦虑及阳痿、早泄等。

在诊断本病时，应仔细询问病史，进行全面的体格检查及尿液检查，排除细菌性前列腺炎。必要时请相关专科会诊，以除外直肠肛门疾病、腰椎疾病、盆腔肿瘤等。

在治疗上，除了常规的药物治疗外，还可选择应用阴阳平衡埋线疗法治疗。阴阳平衡埋线疗法认为，有些慢性前列腺炎是因为耻骨联合相关区域软组织损伤所致。耻骨联合相关软组织损伤以后，形成条索、筋结而导致气血不通，尿频、尿痛等只是软组织损伤之泌尿系表现而已。

【典型病例】

患者，男，73岁，干部。

主诉：尿频、尿急3年，尿失禁1年。

患者3年来尿频、尿急，并日渐加重，夜尿次数最多可达8次以上；近1年来又出现尿失禁，每天要用尿垫，非常苦恼。

查体：神智清，精神差。心肺正常，颈、腰无异常。耻骨联合上下相关区域筋结、条索，压痛非常明显。

辅助检查：排除盆腔肿瘤。

诊断：耻骨联合上下区域软组织损伤。

治疗：耻骨联合上下区域给予阴阳平衡埋线。治疗1次后，当天夜里小便4次。1周后，夜里小便1～2次，排尿基本正常。令人意外的是，尿失禁也日见好转，约半月后尿失禁完全消失。随访2年未见复发。

在临床中经诊断为慢性前列腺炎、无盆腔肿瘤，且有软组织损伤症状者，我一律应用阴阳平衡埋线治疗，疗效较为可靠。

2. 前列腺肥大

西医学认为，前列腺肥大可以引起尿频、尿急、尿失禁、夜尿次数增多等症状。经药物治疗无效，且症状明显者，应考虑行手术切除前列腺。

在阴阳平衡埋线疗法问世之前，我也一直认为前列腺肥大应手术切除。但随着阴阳平衡埋线疗法的日趋成熟，我发现不少70岁以上的老人尿频、尿失禁等经此疗法治疗后也可得以治愈。

痛则不通，通则不痛。尿频、尿失禁等症应仔细检查耻骨联合相关区域和腰骶区域压痛的筋结、条索，如有，则可直接应用阴阳平衡埋线治疗。大多数患者当天夜里尿频即好转或正常。因为阴阳平衡埋线是疗效递增的，所以，只要查体准确，治疗精准，一般治一次即可看到效果。

对于有软组织损伤的"前列腺肥大"症状者，可选用阴阳平衡埋线治疗。如经阴阳平衡埋线治疗，彻底治愈了耻骨联合区域、腰骶区域的软组织损伤，而尿频、尿失禁等症状仍无好转者，再考虑前列腺切除术。这已经在临床被反复验证。

【病例分享】

患者，男，76岁，农民。

主诉：尿频10年余，尿失禁2年余。

10年前出现尿频，诊为前列腺肥大。服药治疗，无明显疗效。近2年又逐渐出现尿失禁，需要使用成人纸尿裤，苦不堪言。

查体：颈肩无异常。耻骨联合区域条索粗而痛，拒按。腰骶区域压痛胀肿。

诊断：耻骨联合区域、腰骶区域软组织损伤。

治疗：耻骨联合区域、腰骶区域给予阴阳平衡埋线治疗。当天夜里小便次数即明显减少，由原来的7～8次减少至3～4次。约5天后，尿失禁也逐渐好转。半月余，尿频、尿失禁完全治愈。

（六）女科病

女科病中可以选用阴阳平衡埋线疗法的有盆腔炎、阴道痛、尿道口痛、阴道炎、月子受凉、痛经等。

1. 盆腔炎

中医认为，慢性盆腔炎由于热毒、湿浊阻滞胞宫、胞络，使气血运行不畅，进而邪毒热结，冲任受损而致。

通则不痛，痛则不通。痛者，寒气多也，有寒，故痛也。寒则收引，寒则凝滞，正邪相搏，正不胜邪，则至疼痛。慢性盆腔炎是软组织损伤的一种表现形式，也是寒邪致病。临床发现，很多慢性盆腔炎患者，下腹部、耻骨联合上下区域、腰骶部区域软组织有广泛压痛的筋结条索，或大面积的压痛区域。

阴阳平衡埋线疗法问世以后，我大胆地将其应用到患者全身任何部位只要符合软组织损伤的病变区域，发现其所能治的病症牵涉很多的专科，而慢性盆腔炎也是我在治疗下肢肿痛、腰痛的时候发现的，后广泛用于我所接触的慢性盆腔炎患者，疗效肯定。

需要注意的是，应用阴阳平衡埋线疗法治疗耻骨联合区域、腰骶区域时，对压痛的筋结条索务必查全面、治准确，不可遗漏。如此，才会取得稳定的远期疗效。

2. 月子受凉

由于流产后受凉，或生育后孩子哭闹而披衣而坐，或田间劳作、感受风寒等，均可引起全身或局部的疼痛症状。我曾治一例流产后受凉，治而不愈30年余的患者，找我就诊时全身高度浮肿，不能饮食水，可以说是"坐以待毙"。最后经全脊柱阴阳平衡埋线治疗而愈。还有一例患者，自述由于剖腹产手术时间太长（自述4小时左右），又值寒冬，导致术后数年腰部没有任何知觉，手掐、针扎都无痛感，经应用阴阳平衡埋线治疗而获痊愈。

月子受凉的患者在应用阴阳平衡埋线治疗时，应注意标本兼治。其全身或局部痛者为标，而其脾胃才是根本。在治疗疼痛的同时，应注意对脾胃的治疗，即腹部的治疗、脊柱的治疗等。如此，疗效才会稳定。

3. 尿道口痛

尿道口痛是耻骨联合上下相关区域和腰骶部软组织损伤引起。临床中应注意与膀胱结石、炎症鉴别。

【典型病例】

患者，女，65岁，农民。

主诉：尿道口痛1年。

自述1年前洗澡时"烫伤阴部"而出现尿道口痛。1年来尿道口疼痛不已，小便时疼痛加重，治而无效。

查体：颈腰椎无异常。耻骨联合上下区域条索筋结明显，压痛明显，拒按。

辅助检查：彩超排除盆腔内病变。

诊断：耻骨联合区域软组织损伤。

治疗：耻骨联合上下损伤的软组织给予阴阳平衡埋线治疗，共治3次而愈。

通则不痛，痛则不通。妇科病之盆腔炎、阴道病、尿道口痛、月子受凉、痛经等，大多都因寒凉侵袭，软组织损伤形成筋结条索，气血不通所致。治疗上应通经络、活气血，达到阴阳平衡，唯此，才会有稳定的远期疗效。

（七）类风湿关节炎

阴阳平衡埋线疗法认为，类风湿关节炎其本质是阳虚阴盛之阴病。此类患者都有明确的受凉史，如月子受凉、淋雨、大汗后席地而卧等。痛者，寒气多也，有寒，故痛也。关节疼痛变形、晨僵等只是临床表现而已。但凡关节疼痛、全身疼痛及诸多的内科病如慢性肠炎、盆腔炎、克罗恩病、哮喘、类心脏病、肥胖等，其本质很多是寒邪为病。寒则热之，阴病治阳。之前我曾采用火针、放血、中药热敷、银质针等治疗方法，确实治愈了不少患者。但对全身无处不痛、体质羸瘦及心肺功能很差者，真的感到无方可用。这正是阴阳平衡埋线疗法诞生的基础。阴阳平衡埋线，可以沟通阴阳、生三焦之火，不仅很快地改善症状，而且从根本上改善了患者的体质。患者体内的阳气得以培补恢复，阴阳得以平衡，则五脏六腑、四肢百骸均可恢复其正常功能。

对此类患者的治疗，在力线平衡理论指导下，直接给予脊柱埋线。同时，注意脾胃功能的调理。这是治本之法。切不可直接对病治疗，疲于应付。

临床每每见到阴阳平衡埋线治疗后（快者几分钟，慢者数天），患者诸症明显改善，饮食、入眠、二便日渐好转，身体很快恢复正常，内心的成就感还是很令人自豪的。不少患者喜极而泣，自述没想到这辈子还能治好病。

对关节已变形者，阴阳平衡埋线不能改变其形态，但可以辅助改善其体质。

后　记

一个篱笆三个桩，一个好汉三个帮，谢岐黄，谢师长，患者的伤，小编的忙，点点滴滴在心上，而今迈步从头量！

本书写完，掩卷沉思，内心惴惴不安。自发明阴阳平衡埋线疗法以来，本人确实在治疗很多由于软组织损伤导致的各种疑难杂症方面取得了不菲的疗效，但是阴阳平衡埋线疗法毕竟是一项新的中西医结合外治法，是"邻家女孩初长成"，其羞涩和稚嫩在所难免。对于阴阳平衡埋线疗法的适应证、禁忌证以及副作用，治疗过程中的规范操作，避免风险，尚在总结完善之中。阴阳平衡埋线疗法对于很多看似不治之症，或者说久治不愈、四处求医疗效不显的强直性脊柱炎、腰椎管狭窄、腰椎间盘突出症、股骨头坏死等病证确有明显疗效，书中也有不少病例佐证，但多是与软组织损伤相关的一类病证。

书中列举的很多内伤杂病，也是与软组织损伤相关联，治疗原理尚在探索之中。有些病证治好了，是怎么治好的？有些病证没有治好，为什么没有治好？单单从阴盛阳衰、从寒邪为病去总结还显得太过简单。软组织损伤与内伤杂病究竟有什么因果关系？为什么软组织损伤会导致疾病的发生？这些问题，本人虽进行了一些研究，在书中也有一些"系统"论述，但仍有待进一步探索。友人在我成书的过程中曾明确指出："软组织损伤导致从此处循行的经络、穴位发生了挤压、凝滞或者损伤，经络和穴位与内脏密切相关，经络穴位的受伤必然会引起相关脏器的病变与不适，治疗软组织损伤取效于疑难杂症也就似乎顺理成章。"

但是医学的复杂，中医理论和中医思维的深奥很难用几句话、几段话说得明白。

"一入医门深似海，青灯黄卷乌丝白。一入医门深似海，自此笃行无归来"。

本人勤于临床，疏于写作，这本书的写作过程颇费周折，成书后，从结构到行文甚至标点符号都很不规范，幸得中国中医药出版社的编辑们"翻拆重建"，才有了今天的模样，在这里表示深深的感谢！我会记得编辑们的教诲，记得友人对本书的"加工润色"，记得患者们的期待和信任，记得"岐黄"和先贤们的圣谕。

雄关漫道真如铁，而今迈步从头越！